ALLEVARD,

SON ÉTABLISSEMENT THERMAL

ET SES ENVIRONS.

Grenoble, impr. de Prudhomme.

ALLEVARD.

DE L'ACTION THÉRAPEUTIQUE

DE L'EAU SULFUREUSE ET IODÉE

D'ALLEVARD

PRÈS GRENOBLE (ISÈRE),

DANS LES AFFECTIONS CHRONIQUES DE LA POITRINE
ET PRINCIPALEMENT DANS LA PHTHISIE;
DANS LES MALADIES DE LA PEAU, LES BLESSURES PAR ARMES
A FEU ET LES MALADIES SYPHILITIQUES.

RECHERCHES PHYSIOLOGIQUES ET CHIMIQUES

SUR

LA COMPOSITION DE L'AIR DES SALLES D'INHALATION DE VAPEURS SULFUREUSES
ET DE GAZ SULFHYDRIQUE DE L'ÉTABLISSEMENT THERMAL D'ALLEVARD,

ET SUR

L'ACTION DES BAINS DE PETIT-LAIT

DANS LES MALADIES DU CŒUR ET PRINCIPALEMENT DANS LES PALPITATIONS NERVEUSES
DE CET ORGANE;

PAR

LE DOCTEUR NIÈPCE,

Chevalier de la Légion d'honneur, Médecin-Inspecteur de l'Établissement thermal d'Allevard,
Lauréat de l'Institut (Académie des sciences) et de l'Académie impériale de médecine,
Membre de plusieurs Sociétés savantes.

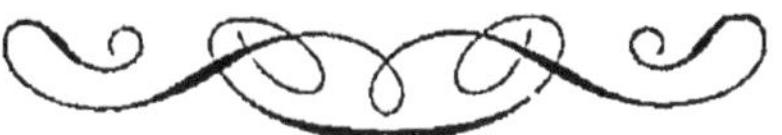

Alphonse MERLE et Comp^e,

LIBRAIRES-ÉDITEURS.

1861

ALLEVARD,

SON ÉTABLISSEMENT THERMAL

ET SES ENVIRONS.

PARTIE MÉDICALE.

CHAPITRE Ier.

ALLEVARD, SON ÉTABLISSEMENT THERMAL ET SES MALADES.

I. Statistique d'Allevard.

ALLEVARD est situé à l'extrémité est du département de l'Isère, dans une délicieuse vallée des Alpes du Dauphiné.

Ce nom est célèbre chez les savants et parmi les artistes; il n'est pas de minéralogiste, de géologue, de métallurgiste, par les descriptions qu'en donnent les livres, ses riches exploitations de fer, ses aciéries, comme il n'est pas d'artiste un peu renommé, de paysagiste un peu habile qui ne soit venu recueillir des études, tracer des croquis et des ébauches en présence de ces sites incomparables.

Chaque année, un grand nombre d'étrangers, de touristes anglais viennent admirer les belles gorges d'Allevard, parcourir ses beaux glaciers, admirer la vallée sauvage des sept lacs et se reposer au milieu des ruines de la Chartreuse de Saint-Hugon, sous les frais ombrages de ses forêts séculaires.

Allevard est un chef-lieu de canton de 3,000 âmes, à l'extrémité est du département de l'Isère. Cette petite ville offre aux baigneurs toutes les ressources possibles comme logements, plaisirs et distractions. De beaux hôtels bien aménagés, des maisons particulières parfaitement tenues offrent aux étrangers des logements confortables.

Le grand hôtel des bains, situé à l'établissement même, possède un magnifique salon où se donnent toutes les fêtes qui ont lieu pendant la saison; on y trouve un café, un cabinet de lecture et une belle galerie à arcades semblable à celle de Vichy. Le restaurant de cet hôtel est tenu avec le plus grand soin et tout le confort possible. Un joli jardin anglais étale ses frais ombrages et ses sites admirables devant cet hôtel.

L'établissement thermal est situé dans ce parc, en face du grand hôtel. Rien n'est plus beau que la vue dont on jouit des fenêtres de cet hôtel sur les montagnes d'Allevard et sur celles de la haute Savoie.

Deux chemins de fer arrivent à Allevard, soit que l'on vienne de Paris ou de Marseille. Les voyageurs venant de Paris, de l'est de la France, prennent le chemin de fer de Paris à Lyon jusqu'à Mâcon. Dans cette ville, ils trouvent le chemin de fer de Genève qui les conduit à Culoz, et là le Victor-Emmanuel les amène à Montmélian (station qui n'est qu'à vingt kilomètres d'Allevard), trajet qui se fait en deux heures en omnibus.

Les voyageurs de Marseille, de Montpellier, de Nîmes, de l'ouest de la France, viennent jusqu'à Grenoble par le chemin de fer, et à l'arrivée de tous les trains ils trouvent la correspondance du chemin de fer qui les amène à Allevard, qui n'est qu'à quarante kilomètres de Grenoble.

Dans la journée, on arrive à Allevard, de Paris, de Besançon, de Dijon, de Marseille, de Montpellier, de Nîmes, d'Avignon. De Lyon à Allevard, le trajet n'est que de quelques heures. Dans une année, on arrivera jusqu'à dix kilomètres d'Allevard en chemin de fer, par l'embranchement de Grenoble à Montmélian.

II. Description de l'Etablissement thermal.

Quand on arrive à Allevard par la route de Goncelin, avant d'entrer dans le bourg et vers le milieu d'une prairie plantée en jardin anglais et que sillonne un large ruisseau très-fort dans le temps de pluie, on voit se développer avec élégance un grand bâtiment formé de deux pavillons qu'une partie centrale en reculement et très-allongée réunit d'une manière harmonieuse. Cette belle construction, composée d'un rez-de-chaussée et de deux étages, c'est l'établissement thermal.

Derrière, se trouve l'appareil destiné à échauffer l'eau et à la distribuer, soit chaude, soit froide, dans les cabinets de bains.

Ce bâtiment, que surmonte la longue cheminée de la machine à vapeur, se lie très-bien, pour la vue, au corps principal de l'établissement et ne fait que mieux ressortir l'élégance de l'aspect général.

A côté de l'établissement thermal, et un peu en arrière, se trouve le grand hôtel des bains, qui développe une belle façade où se voit une longue galerie à arcades, offrant aux baigneurs, comme à Vichy, un lieu agréable d'abri et de promenade dans les temps de chaleur ou de pluie.

Derrière l'établissement thermal règne une galerie couverte servant de cabinet littéraire et de passage pour se rendre dans les cabinets de douches au sudarium, aux salles d'inhalation, etc.

Les cabinets de bains se trouvent au rez-de-chaussée et s'ouvrent dans un corridor central. Ils sont au nombre de trente-quatre dont plusieurs à deux baignoires. Les cabinets sont vastes, bien éclairés et ne laissent rien à désirer.

Dans les cabinets de douches, on trouve tous les appareils nécessaires pour doucher les malades sous toutes les formes et de la même manière qu'ils le sont à Aix, dont on a pris les manœuvres perfectionnées de la douche et du massage.

C'est dans ce bâtiment que sont placées les salles d'inhalation de vapeurs et tous les cabinets où l'on prend les bains de pieds et où sont installés tous les appareils destinés à donner, soit des injections dans la bouche, dans le pharynx, dans les oreilles ou sur les différentes parties du visage. Ces douches locales ont produit des résultats excellents, ainsi qu'on le verra plus loin.

Dans un bâtiment spécialement construit à cet effet, on voit les salles d'inhalation à température froide et dont l'atmosphère est uniquement composée des gaz contenus dans l'eau minérale et mélangés à l'air atmosphérique.

Tous les appareils imaginés, les méthodes usitées dans les établissements thermaux, sont installés dans l'établissement d'Allevard. C'est donc un des plus complets de la France. On y a joint des bains de petit-lait comme on en donne en Suisse, et des bains aromatiques préparés avec des plantes recueillies dans les montagnes voisines. Ces bains ont de nombreuses applications et produisent d'excellents résultats chez les enfants délicats et les grandes personnes épuisées. Ils se donnent dans un établissement particulier, situé sur les bords du Bréda, à l'entrée du pont de pierre.

Sous la grande galerie sont placées des buvettes où les malades, qui ne veulent pas aller à celles placées sur la source même, ont constamment un filet d'eau minérale à leur disposition.

La principale buvette est placée à la source et a été installée d'après les règles indiquées par M. François, ingénieur en chef des mines, dont l'expérience et les vastes connaissances hydrologiques ont déjà rendu tant de services à la thérapeutique thermale.

La source thermale est située à trois cents mètres environ de l'établissement thermal, à l'entrée de la gorge du Bout-du-Monde. Un bâtiment abrite la source ainsi que les quatre pompes, qui sont mises en mouvement par une roue hydraulique que fait marcher une chute d'eau prise au torrent de Bréda. Ces pompes aspirent l'eau dans le puits au fond duquel jaillit la source et l'envoie à l'établissement thermal.

A l'instant où elle est reçue dans un verre au robinet de la buvette, située sur la source, l'eau minérale a une odeur franchement sulfureuse et laisse dégager avec une effervescence très-marquée un gaz abondant que l'on reconnaît aussitôt pour de l'acide carbonique en excès. Il s'en dégage autant de gaz que d'un verre de vin de Champagne que l'on vient de verser. Ce gaz trouble l'eau, qui peu à peu devient transparente par sa couche inférieure, et l'œil constate, à mesure du dégagement du gaz, qu'elle devient limpide jusqu'à sa surface.

Dans son important travail sur les eaux minérales de l'Europe, M. le docteur Herpin s'exprime ainsi sur l'action du gaz carbonique et des eaux carbo-gazeuses sur l'économie : « L'acide carbonique est l'esprit vital des eaux minérales ; c'est un de leurs principes les plus utiles et les plus efficaces. »

Non-seulement il aide, il soutient, il renforce l'action des principes minéralisateurs fixes ou solides contenus dans les eaux, mais il a encore par lui-même une action propre, une efficacité particulière et incontestable sur l'organisme. La valeur d'une source minérale peut, jusqu'à un certain point, être mesurée ou appréciée d'après la quantité d'acide carbonique qu'elle contient ; le gaz est en quelque sorte pour les eaux ce que sont le bouquet ou l'arome pour la qualité des vins. Plus une eau minérale est riche en gaz carbonique, plus elle est spiritueuse, vivifiante et facile à digérer, plus on est fondé à penser qu'elle contient aussi d'autres principes minéralisateurs essentiels ; au contraire, moins une source contient de gaz carbonique, plus aussi elle est pauvre en principes actifs, plus elle est faible, indigeste et sans valeur.

Le caractère général de l'action de l'acide carbonique sur l'économie est une excitation douce, prompte, une stimulation vivifiante, rapide, mais passagère et de courte durée, du système nerveux et vasculaire, aussi bien que des organes, des excrétions, et surtout des sécrétions.

C'est comme un souffle immatériel qui ne laisse aucune trace de son passage.

Les effets de l'acide carbonique sur l'économie peuvent donc être comparés à ceux qui y produisent les liquides spiritueux, mais avec cette différence importante qu'il est moins matériel, plus volatil; qu'il agit à la manière des corps impondérables, la chaleur, l'électricité, sans laisser de traces profondes et durables.

Enfin, il exerce une action calmante et sédative dans certains cas d'éréthisme. Ici l'action du gaz acide carbonique est analogue à celle de divers autres stimulants qui narcotisent dans certaines circonstances et quand on les administre à des doses convenables.

Les effets locaux de l'acide carbonique employé à l'intérieur ou à l'extérieur consistent dans un mode d'excitation particulière des nerfs de l'estomac, du canal intestinal et de la peau.

Sur l'estomac, son action est calmante, altérante, mais point narcotique.

De son action sur les nerfs du canal intestinal, résultent une digestion intestinale plus rapide, une augmentation de l'absorption; et sur les nerfs cutanés, une activité plus grande de la peau dans sa double fonction d'organe sécréteur et absorbant.

Ces effets de l'acide carbonique sont absolument les mêmes, soit que l'on emploie ce gaz pur ou à l'état sec, soit en dissolution dans l'eau; dans ce dernier état, il s'échappe rapidement du liquide de petites bulles de gaz qui viennent s'attacher aux parois de l'organe ou du vase qui le renferme.

L'acide carbonique, dissous dans l'eau et porté dans l'estomac, exerce sur cet organe une action douce, stimulante et vivifiante ; de là il passe dans le torrent de la circulation ; il accélère le mouvement circulatoire et va porter son action dans le sang lui-même, dont il modifie l'état chimique et les qualités ; son action s'exerce notamment sur les poumons, sur les organes les plus éloignés, les viscères de l'abdomen, de la poitrine, la tête, et plus particulièrement sur les organes des sécrétions et sur le système nerveux.

D'après les lois de l'exosmose et de l'endosmose, il pénètre les différents tissus du corps ; il est expulsé par les poumons et par la peau.

Si l'on fait usage, pendant un certain temps, de cet agent, il arrive dans toutes les parties du corps, modifie les principes solides et liquides de l'économie, il en améliore la composition et la qualité.

L'action particulière qu'exercent les eaux carbogazeuzes prises intérieurement est des plus bienfaisantes et des plus salutaires. Dans l'état de santé, elles excitent la sensibilité propre des organes, augmentent l'appétit, les forces digestives, l'assimilation, le mouvement péristaltique des viscères et entretiennent la liberté du ventre.

Lorsque l'eau est chargée d'acide carbonique,

qu'elle a une saveur aigrelette, elle est tempérante. Prise le matin à la dose de plusieurs verres, elle combat avec efficacité l'irritation, la phlogose des voies alimentaires et dissipe les accidents que ces lésions formaient.

Administrée à des malades qui ont des gastrodynies par accès, des rapports aigres, des vomituritions, surtout à jeun, des chaleurs et des picotements dans l'estomac, un teint jaunâtre, altéré, une maigreur progressive, etc., en un mot une dégénérescence déjà bien avancée des tissus gastriques, l'eau éloigne d'abord la plupart des accidents et même les fait cesser.

L'action de l'acide carbonique n'est pas moins remarquable sur le sang, sur le système vasculaire, l'irritabilité, et, en général, sur les phénomènes de chimie organique de la transformation et de la revivification du sang.

Ce fluide lui-même devient plus chargé de carbone, condition qui est assurément avantageuse dans certains cas de surexcitation fébrile, dans plusieurs cas d'altération des liquides de l'économie ou des produits sécrétés. Aussi a-t-on obtenu des effets excellents de l'acide carbonique dans les fièvres lentes, nerveuses, putrides, dans le scorbut, et particulièrement dans les ulcérations de nature putride, gangréneuses ou cancéreuses, tant internes qu'externes.

L'acide carbonique donne lieu quelquefois à une certaine turgescence d'où résultent des congestions sanguines, des hémorrhagies, etc. Il faut donc user avec précaution de ce médicament lorsqu'il y a une grande disposition aux hémorrhagies; mais, d'un autre côté, il est très-utile pour rappeler les évacuations sanguines qui ont été accidentellement supprimées, le flux menstruel, les lochies, les hémorroïdes, etc.

Dans ces cas, l'acide carbonique mérite souvent la préférence sur tous les autres moyens, parce qu'il produit l'effet que l'on désire sans exciter, sans échauffer trop fortement le système vasculaire, ce qui est l'inconvénient ordinaire des autres remèdes de cette classe et qui rend leur action incertaine et quelquefois même dangereuse.

L'action des eaux carbo-gazeuses sur les poumons est aussi des plus importantes et des plus précieuses.

Qu'elle soit le résultat d'une stimulation spécifique de cet organe ou bien de l'effet chimique du carbone qui surabonde dans le sang, et qui alors est sécrété en plus grande proportion par les poumons, que ce soit enfin le résultat de ces deux causes rénuies, l'expérience a démontré que l'usage des eaux gazeuses produit les plus heureux résultats chez les personnes dont les poumons sont extrêmement irritables, disposées aux congestions pulmonaires, au crachement de sang, et, par suite, même à la phthisie.

Il est démontré que l'acide carbonique est du petit nombre des médicaments qui, dans toutes les variétés de phthisie pulmonaire, soit muqueuse, scrofuleuse ou purulente, exercent une influence des plus salutaires; il facilite l'expectoration, en améliore la nature, en diminue la quantité; il apaise la fièvre hectique; ce moyen a même produit plusieurs fois des guérisons radicales.

Je m'appuie ici sur ma propre expérience et sur celle de beaucoup d'autres pour certifier les bons effets que les eaux de Setters et d'autres analogues ont produits dans ces circonstances (Hufeland).

Elles sont recommandées contre les maladies chroniques de la poitrine, dans la disposition à la phthisie pulmonaire, surtout chez les personnes très-sensibles, disposées aux congestions et aux inflammations, dans les cas où d'autres eaux auraient une action trop forte et par cela même nuisible.

La réaction de cette eau est franchement alcaline. Quand elle est restée vingt-quatre heures en repos, et qu'on l'examine dans l'intérieur même de la galerie, cette eau est parfaitement transparente et d'une couleur verdâtre; seulement sa surface est alors couverte d'une très-légère pellicule de soufre hydraté, due à l'action de l'air sur l'acide sulfhydrique de la couche tout à fait extérieure. Dans les différents points où les sources prennent jour, on voit, à des intervalles plus ou moins rapprochés, venir se dégager à la surface du liquide, des bulles de gaz quelquefois peu volumineuses, mais qui donnent lieu, par moments, à un bouillonnement assez fort. Ce dégagement gazeux est d'ailleurs assez abondant pour qu'on puisse facilement recueillir le fluide qui le forme, en lui présentant un flacon plein d'eau et muni d'un entonnoir. Le gaz est, du reste, tout à fait semblable à celui que laissent échapper les autres sources sulfureuses, et dont M. Anglada a si bien fait connaître et la nature et l'origine. Nous en reparlerons plus tard, quand nous serons arrivés à l'analyse chimique.

Quand l'eau sulfureuse vient d'être puisée, l'odeur hépatique (odeur d'œufs pourris), qui lui est propre, est d'abord très-faible et à peine sensible; mais après quelques moments d'attente, elle se développe et finit par acquérir beaucoup d'intensité. Cette odeur fétide et désagréable devient surtout extrêmement forte, quand l'eau est agitée quelques instants dans un verre rempli aux deux tiers et bouché avec la main. L'agitation, dans ce cas, a pour effet de favoriser le dégagement de l'acide sulfhydrique.

Après l'agitation, si on laisse l'eau minérale en repos, l'odeur devient beaucoup plus faible et l'on aperçoit un léger nuage. Lui fait-on ensuite éprouver de nouvelles secousses, l'odeur se reproduit avec autant d'intensité que la première fois, puis se dissipe de nouveau en grande partie par le repos; le nuage du liquide se change alors en trouble léger. Cette agitation, renouvelée de la même manière jusqu'à douze ou quinze fois, donne toujours les mêmes résultats; si alors on continue l'expérience, l'odeur, à chaque agitation nouvelle, va en s'affaiblissant de plus en plus; en même temps le trouble augmente et l'eau minérale devient un peu lactescente. Vingt-cinq ou trente agitations successives dépouillent presque complétement l'eau de son principe sulfureux.

L'eau d'Allevard contenant peu de substances salines, comme on le verra, sa densité diffère faiblement de l'eau distillée.

Sa température est constante de 16°7 centigrades. Son volume reste toujours invariable. Cette basse température permet à l'eau minérale de voyager et d'être conservée sans qu'elle subisse d'altération. C'est un grand avantage qu'elle a sur les eaux sulfureuses thermales que le transport décompose si rapidement.

L'eau minérale noircit à l'instant même une pièce d'argent. Le cuivre, le bronze se recouvrent d'une couche de sulfure brun. Les sels de plomb forment un précipité noir; le fer se couvre d'un sulfure noir. Les sels d'étain précipitent brun chocolat. Les sels de mercure forment un précipité un peu jaune.

Le tartrate antimoiné de potasse donne une belle couleur orangée.

Le chlorure d'or versé dans l'eau d'Allevard fait prendre à la liqueur une teinte brun-rouge.

Toutes ces expériences dénotent la présence dans cette eau de l'acide sulfhydrique.

Plusieurs chimistes, plusieurs médecins ont avancé, que cette eau ne contenait ni brome ni iode. Les recherches analytiques faites par un chimiste très-habile et très-compétent, M. Ossian-Henry, ont très-facilement constaté la présence de ces deux substances.

En opérant sur le résidu de l'évaporation de vingt-cinq litres d'eau d'Allevard, ce chimiste a obtenu les résultats suivants :

Le liquide, séparé par filtration du dépôt formé en grande partie de carbonates terreux, d'acide silicique, de sulfate calcaire, etc., fut de nouveau concentré jusqu'à réduction à quelques grammes et traité par l'alcool rectifié. Le menstrue filtré fut évaporé jusqu'à siccité ; introduit alors dans un vase étroit avec solution récente d'amidon et d'éther sulfurique, on y ajouta avec précaution, soit de l'acide azotique, soit du chlore, et, de suite après agitation, on vit se produire une belle coloration bleue d'amidon, en même temps l'éther se colora en jaune commun : cela a lieu avec les produits bromés.

Le chlorure de baryum dénote la présence des sulfates de soude et de chaux. Le microscope démontre que cette cristallisation a la forme de fougère, indice certain du sulfate de soude.

L'oxalate d'ammoniaque indique la présence de la magnésie.

L'eau d'Allevard contient de la barégine en dissolution. Lorsqu'on examine au microscope les petits corps rougeâtres qui se forment au moment de l'ébullition, de même que les flocons noirs qui se déposent dans cette eau longtemps conservée sans le contact de l'air, on reconnaît qu'ils sont entourés de glairine.

En avant de la galerie où coule l'eau minérale, on voit plusieurs filets d'eau sulfureuse dans lesquels s'agitent un grand nombre de filaments tremblotants, recouverts d'un léger dépôt blanchâtre. Examinés au microscope, ces filaments paraissent formés par une matière transparente, d'apparence gélatino-albumineuse, et recouverte de petits cristaux de différents sels.

III. Hygiène à suivre pendant l'usage des eaux.

Il est important de se soumettre aux lois de l'hygiène relativement à l'usage des aliments et des boissons pendant le traitement d'une maladie chronique; l'observation de ce précepte devient bien plus nécessaire encore, quand on use d'une eau minérale sulfureuse, soit à l'intérieur, soit à l'extérieur. L'action excitante de ce traitement demande presque toujours une surveillance plus suivie du régime, et bien souvent le manque de prudence et de docilité à l'égard de l'alimentation détruit tous les bons effets qu'on en peut attendre, ou du moins s'opposent à ce qu'ils puissent se manifester complétement. Il y a donc sur ce point des règles qu'on ne peut enfreindre sans inconvénient, sans commettre une véritable imprudence.

S'agit-il de la quantité des aliments? ce qu'il importe d'observer, c'est qu'elle soit toujours relative à la puissance digestive de l'estomac. Si la coction s'opère mal, si l'estomac est faible ou paresseux, il faut diminuer notablement l'ingestion des substances alimentaires. S'il survient de l'irritation dans les voies gastriques, s'il se manifeste de la soif, un état de sécheresse de la langue, le tout accompagné d'un peu de fièvre, il faut suspendre tout à fait l'alimentation pendant un, deux, trois jours, et ne prendre des aliments que peu substantiels et nullement excitants, comme de légers potages aux herbes, au riz, à l'orge perlé et autres substances féculentes.

Mais le plus souvent l'appétit, loin de diminuer, ne fait que s'accroître et ne tarde pas à se faire sentir avec beaucoup d'énergie, sous l'influence excitante de l'eau minérale administrée à l'intérieur et à l'extérieur. Dans ce cas, qui est le plus général, il devient bien évident qu'il faut augmenter la nourriture, en raison de la sollicitation déterminée par la grande activité des organes digestifs. La seule règle à suivre en semblable circonstance, c'est de ne pas aller jusqu'à satisfaire complétement son appétit. Ce qu'il importe surtout, c'est de ne le dépasser jamais; car alors, les digestions deviennent pénibles et toutes les fonctions sont troublées, ce qui s'oppose à l'action régulière du traitement thermal, lequel, dans ce cas, peut même donner lieu à des accidents plus ou moins graves.

Il faut surtout bien prendre garde de ne pas confondre l'envie de manger, le besoin factice des aliments, avec la faim ou seulement l'appétit. En général, les tables d'hôte où se nourrissent les malades dans les établissements thermaux, sont couvertes d'une grande variété de mets; si l'on mange de tout, quoique en petite quantité, il peut arriver qu'on finisse involontairement par dépasser la somme totale de substance alimentaire que l'estomac peut supporter.

Ce n'est pas cependant qu'il faille proscrire la variété des aliments ; cette variété même fait qu'on mange de chacun avec plus de plaisir : ce qui est agréable à l'organe du goût, de même qu'à celui de l'odorat, se digère mieux. Le parti le plus sage en cela, comme en toutes choses, c'est de prendre la règle moyenne.

Quant à la nature des aliments, il est des cas où un régime essentiellement animal convient seul, d'autres où une diéte végétale est de rigueur; c'est au médecin qui surveille l'administration des eaux, de régler ces cas exceptionnels. Ce qui convient le plus généralement, c'est le mélange des viandes avec les aliments tirés du règne végétal. Les physiologistes sont d'accord, en effet, pour reconnaître que cette double alimentation est celle indiquée pour la conformation de nos organes, comme par l'observation de tous les temps.

On proscrit d'ordinaire, pendant le traitement thermal, les fruits, la salade et les autres aliments végétaux qui n'ont pas subi l'influence du feu, agent dont l'action désorganisatrice les ramollit et les dispose à une digestion plus facile : cette sévérité nous paraît exagérée et au moins inutile. Des fruits rafraîchissants et bien mûrs, des herbages tendres et blanchis par le défaut d'insolation, peuvent être utilement associés à d'autres aliments, particulièrement lorsque les chaleurs sont excessives, ce que la nature nous indique d'ailleurs par l'appétence que nous éprouvons alors pour les substances végétales. Il faut seulement observer de n'en manger qu'une quantité modérée, et de n'en pas faire usage dans quelques circonstances accidentelles où l'estomac les supporte mal, et quelquefois même s'obstine à les repousser tout à fait.

Il faut aussi avoir égard aux dispositions individuelles, à ce que les médecins appellent l'idiosyncrasie des malades. Tel supporte parfaitement le laitage, tel autre la salade et les fruits; il en est, au contraire, qui ne peuvent boire la plus petite quantité de lait sans s'exposer à des pesanteurs d'estomac et même à la diarrhée; d'autres qui ne peuvent manger un seul fruit sans que leur digestion soit troublée; d'autres, enfin, dont les fonctions de l'estomac s'exécutent mal, s'ils n'ont pas terminé le repas par un peu de fromage. On ne peut donc établir de règles fixes à cet égard; c'est au malade à se guider lui-même d'après ses propres observations.

Un des préceptes les plus importants, relativement au régime alimentaire, c'est de ne pas rompre complétement avec ses habitudes, quand on se soumet à l'usage, soit interne, soit externe des eaux minérales. Rien ne serait plus dangereux qu'une telle erreur dans la direction hygiénique. Nos habitudes établissent, en effet, des nécessités qu'il n'y a pas moins d'inconvénients à refuser de satisfaire, que les besoins bien réels imposés à l'homme par la nature elle-même. Sans doute, il est utile de parer quelque peu à l'action excitante du traitement thermal, par l'adoption d'un régime plus rafraîchissant que d'ordinaire, et pour cela, il est sage de se priver d'aliments fortement excitants, de ragoûts très-épicés et surtout de viandes salées ; mais la transition d'un régime à l'autre doit être prudente, c'est-à-dire graduée, sinon tout à fait insensible. Celui qui a contracté une longue habitude de déjeuner avec du chocolat, n'ira donc pas s'en priver, retenu qu'il serait par la crainte de son action excitante ; il en sera de même à l'égard du café pris après le repas, si l'estomac en ressent un véritable besoin , si les digestions sont pénibles lorsque le malade s'en prive. Il ne faut pas perdre de vue qu'une substance, irritante de sa nature, finit par ne plus l'être, quand nos organes ont contracté l'habitude de son contact. Il ne faudra donc pas non plus suspendre l'usage du vin ; tout au plus devra-t-on le rendre moins excitant en y ajoutant un peu plus d'eau.

Quelques médecins regardent comme contraire à l'action thérapeutique du traitement thermal, l'usage de la glace et celui des boissons rafraîchissantes, telles que la bière, la limonade gazeuse, etc. Leur opinion, selon nous, n'est fondée que relativement à l'abus de ces substances. La glace et les boissons très-fraîches, ou glacées, deviennent utiles durant les repas, quand les chaleurs sont fortes, persistantes, et que l'appareil digestif se trouve dans un état de débilité.—La bière mousseuse et les autres boissons peuvent être bues avec autant d'utilité que de plaisir, quand le corps a supporté une fatigue un peu longue, surtout sous l'influence d'un soleil brûlant, et qu'une soif très-vive se fait sentir ; mais s'il n'en est pas ainsi, si l'on ne désire boire que pour se distraire et tuer le temps, il est bien plus sage de s'en priver. On ne se porte jamais mieux durant les chaleurs que lorsqu'on s'abstient de boire dans les intervalles qui séparent les repas.

Après cela, le point essentiel en matière de régime, c'est de régler l'heure des repas, relativement au traitement thermal; mais, ici, les préceptes seraient inutiles. A Allevard, comme dans les autres établissements analogues, les heures où l'on doit se mettre à table sont généralement déterminées par le médecin-inspecteur, et l'on ne fait que se soumettre à des habitudes établies [1]. Remarquons, du reste, en terminant ces détails sur le régime alimentaire, qu'on doit, dans tous les cas, prendre son avis pour tout ce qui ne rentre pas dans les règles générales que nous venons d'indiquer.

IV. Exercices. — Promenades. — Repos. — Sommeil.

L'exercice est un des plus puissants auxiliaires du traitement thermal ; on sait quel rôle vraiment utile

---

[1] Madame de Sévigné parle, avec l'originalité d'expression qui donne tant de charme à son style, de ces habitudes régulières des établissements thermaux ; elle était à Vichy : « Vincent, dit» elle, me gouverne comme M. de Champlâtreux. Tout est réglé : » tout dîne à midi, tout soupe à sept, tout dort à dix, tout boit » à six. » (Lettre 420.)

il joue dans la thérapeutique des maladies chroniques : les promenades faites par un temps convenable, et aux heures de la journée où les malades ne sont pas exposés à l'action du froid et de l'humidité, seront donc regardées, par ceux qui pourront s'y livrer, non-seulement comme favorables, mais encore comme nécessaires.

La durée de ces promenades sera toujours relative aux forces du baigneur ; la règle essentielle à suivre à cet égard, c'est qu'elles ne soient jamais poussées jusqu'à déterminer une fatigue réelle. Les courses à pied seront donc de peu de durée ; les promenades en voiture, à cheval ou à dos de mulet n'ont plus le même inconvénient, et sont généralement très-avantageuses, soit par le plaisir qu'éprouve le malade à parcourir des lieux qu'il ne connaît pas, soit par l'effet de la secousse continuelle imprimée à l'organisme par le véhicule ou la monture qui le transporte.

Quant à la danse et aux autres exercices du corps, on peut en dire ce que nous venons d'exprimer relativement à la promenade, qu'il peut être utile de s'y livrer avec modération et selon ses forces ; que l'abus seul serait nuisible et dangereux : *User, mais n'abuser jamais*, c'est en toutes choses le précepte du sage.

Le repos du lit et le sommeil destinés à réparer les forces dépensées par la fatigue du jour, et à calmer aussi l'excitation cérébrale qui résulte des occupations du malade et de ses rapports de société, lui sont plus nécessaires pendant le traitement thermal, que dans son état ordinaire de vie, puisque l'exercice physique et l'exercice intellectuel sont alors bien plus actifs, et que l'action excitante des eaux vient augmenter encore l'état d'éréthisme qui en résulte.

Se coucher de bonne heure, et se lever avec le jour, est la règle que doivent suivre les malades qui tiennent plus à leur santé qu'à leurs plaisirs. — La réparation des forces et la cessation de l'éréthisme intellectuel ne s'opèrent que d'une manière incommode, quand on prolonge le jour jusqu'au milieu de la nuit.

Pour les malades disposés aux congestions sanguines du cerveau, qui ont, comme on dit, le sang porté à la tête, le sommeil ne doit pas être prolongé longtemps, parce qu'il favorise cette tendance fâcheuse, et que l'emploi des bains et des douches peut alors devenir cause déterminante d'un accident grave; l'exercice et la sobriété sont de première nécessité pour les malades qui ont une semblable disposition.

V. Actes moraux et intellectuels. — Passions. — Plaisirs de société.

« Quand vous arrivez aux eaux minérales, dit
» M. le docteur Alibert dans ses *Prolégomènes apho-*
» *ristiques*, faites comme si vous entriez dans le
» temple d'Esculape ; laissez à la porte toutes les
» passions qui ont agité votre âme , toutes les
» affaires qui ont si longtemps tourmenté votre
» esprit [1]. »

Laissez vos passions à la porte est bien facile à dire,

---

[1] Alibert. *Précis historique sur les eaux minérales*, aph. XIX.

comme il est sans difficulté, pour les philosophes, de décider qu'il faut les combattre et les vaincre : ce qui est difficile, c'est de mettre en pratique ces beaux préceptes. — Passion , c'est souffrance. — Souffrir, c'est supporter un mal qu'on ne peut empêcher. — Trouvez donc un homme qui puisse arracher sa douleur et qui se fasse un plaisir de l'entretenir ! — Une passion, c'est une flèche enfoncée au cœur, qu'on n'en peut extraire, et qu'on porte aux eaux comme partout.

..... *Hæret lateri lethalis arundo.*
VIRG. *Æneid.*

Quoique les soucis et les peines du cœur soient une complication fâcheuse quand on vient user des eaux minérales, nous ne dirons donc pas aux malades qui arrivent : Oubliez les affaires qui vous préoccupent ; ne vous inquiétez plus de ceux que vous aimez ; éteignez les passions qui brûlent et dévorent votre vie ; ce serait bien inutile : paroles jetées au vent que tout cela ! et pas autre chose. — Ce que nous leur dirons est bien simple et bien raisonnable : Entrez avec confiance, laissez-vous aller, autant que vous le pourrez, aux impressions nouvelles qui vous attendent ; ne repoussez pas les distractions qui vont se présenter ; ouvrez surtout votre âme aux sensations qu'y doit éveiller la vue de tous ces beaux paysages : qui sait si le mal de l'esprit, si la souffrance de l'âme ne cèderont pas en même temps que le mal du corps, que la douleur de vos organes !

Mais si nous croyons peu à l'influence favorable du précepte philosophique lancé contre nos passions par

le spirituel docteur Alibert, en revanche, nous avons une confiance absolue dans son opinion sur les plaisirs et les distractions qu'on trouve près des établissements thermaux. Nous dirons donc avec ce savant et ingénieux médecin : « Les plaisirs bruyants et tumultueux
» que l'on rencontre fréquemment aux eaux miné-
» rales ne conviennent point à tous les malades. Celui
» qui veut qu'elles soient utiles à sa santé doit quel-
» quefois s'en priver. Toutes les personnes souffrantes
» ne sauraient supporter, sans un préjudice notable
» pour leur susceptibilité nerveuse, le tourbillon et la
» gêne des assemblées nombreuses. Il en est dont
» l'âme a besoin de calme et de tranquillité, tandis
» qu'il en est d'autres auxquelles la plus grande dissi-
» pation et des distractions continuelles sont infini-
» ment salutaires [1]. »

VI. Excrétions : sueurs, évacuations alvines, urines, expectoration, exutoires.

Pendant l'usage des eaux, il est de la plus grande importance que les excrétions continuent à se faire comme dans l'état physiologique, ou du moins qu'elles ne s'en éloignent pas trop.

Ainsi, par exemple, il faudra éviter avec soin toutes les causes qui pourraient interrompre brusquement la diaphorèse ou disposition aux sueurs qui se manifeste sous l'influence du traitement thermal, et par-

---

(1) Aphorisme XXI.

ticulièrement, comme nous l'avons déjà dit, celles de ces causes qui peuvent déterminer un refroidissement subit de la peau. — Il ne faudra pas s'opposer moins aussi à ce que les sueurs deviennent excessives (hors le temps des bains et des douches, bien entendu), surtout pendant la nuit : il en pourrait résulter un état de débilité générale qui forcerait de suspendre le traitement.

Ce qui peut surtout amener ces sueurs énervantes, c'est une trop longue exposition au soleil, la chaleur excessive de l'atmosphère, et surtout l'abus des boissons aqueuses hors des repas, abus dont nous avons déjà signalé les inconvénients.

L'influence de la chaleur directe du soleil, quand elle ne se prolonge pas trop, loin d'affaiblir le corps, ne fait que donner plus d'énergie à toutes les fonctions; mais il n'en est plus de même quand les sueurs dépendent d'un état électrique de l'air, quand, selon l'expression commune, l'atmosphère est pesante, et que cet état se prolonge plusieurs jours et quelquefois plusieurs semaines ; il importe beaucoup alors de ne pas favoriser cette cause énergique de débilitation, et rien n'est plus propre à cela que de s'abandonner au repos, dans un lieu abrité autant que possible de la chaleur, sans cependant être froid et humide.

Quant à l'autre cause d'une diaphorèse excessive, l'abus des boissons aqueuses, c'est la plus grave de toutes, celle qui peut surtout amener les conséquences qui viennent d'être signalées, celle enfin qu'il importe essentiellement d'éviter. Déjà nous avons dit qu'il fallait s'abstenir de boissons aqueuses dans l'intervalle des repas : ce précepte devra donc être religieusement observé, pour peu surtout que les malades aient quelques tendances à des sueurs excessives. Cette remarque ne s'applique à la boisson de l'eau minérale qu'autant qu'on en ferait abus, et qu'on dépasserait la quantité de verrées déterminée par la prescription du médecin inspecteur.

Généralement l'influence de tout traitement thermal sur les évacuations alvines, consiste à les diminuer de quantité et de fréquence, c'est-à-dire à produire la constipation. L'action spéciale tonique et excitante de l'eau minérale d'Allevard, prise à l'intérieur, eau qui n'est pas assez saline pour être purgative, peut contribuer aussi au même résultat. — Il sera essentiel d'y remédier par les moyens indiqués dans le chapitre suivant, et de ramener autant que possible la fonction du gros intestin à l'état normal.

Quant à l'excrétion des urines, ce qu'il importe d'observer, c'est qu'elles peuvent devenir rares et brûlantes, phénomène qu'il est possible de combattre par des boissons émollientes et des bains tièdes d'eau commune; il pourra quelquefois arriver qu'elles seront excessives, ce qui indiquerait un abus de l'eau minérale prise en boisson; il suffira donc, pour les modérer et les ramener à l'état ordinaire, de diminuer la quantité du breuvage médicamenteux.

Relativement à l'expectoration des crachats, chez les malades atteints de catarrhe pulmonaire ou d'une autre affection de l'organe respiratoire, nous n'avons d'autre remarque à faire, sinon qu'elle est presque toujours activée pendant quelque temps par le traitement thermal, et qu'ensuite, si son influence est favorable, cette excrétion diminue graduellement, pour disparaître enfin quelquefois d'une manière complète. Si donc il arrivait qu'une suppression subite de cette excrétion vînt à se manifester, ou qu'elle augmentât, au contraire, d'une manière excessive, ce changement brusque, annonçant une modification importante dans l'état de l'organe malade, il conviendrait d'en référer tout de suite au médecin de l'établissement.

La même conduite devra encore être suivie à l'égard des changements qui pourront survenir dans la suppuration des exutoires. M. P. Bertrand pense qu'on peut les laisser fermer, mais lentement, et en réduisant chaque jour un peu leur surface, quand d'ailleurs ils pâlissent et qu'ils ont une disposition naturelle à se cicatriser. — Ce conseil doit être suivi dans les cas où l'exutoire est devenu inutile ou superflu, aucun moment n'étant plus favorable pour opérer cette suppression; car la sécrétion plus active de la peau, déterminée par l'action des bains et des douches, s'oppose énergiquement au transport qui peut s'opérer sur un autre organe, quand on supprime brusquement une suppuration depuis longtemps entretenue. Mais il est d'autres cas où une semblable conduite serait imprudente. Quelque favorable que soit le traitement thermal pour la suppression d'un exutoire, le malade ne devra, en aucun cas, prendre une décision aussi grave sans l'avis positif d'un médecin.

VII. Règles hygiéniques relatives aux âges, aux sexes et aux tempéraments.

Il est à peine nécessaire de faire remarquer que les âges doivent déterminer les différences notables dans l'emploi des eaux. La faiblesse de l'enfant, son excessive irritabilité nerveuse, indiquent assez qu'il doit user intérieurement de l'eau sulfureuse à moindre dose que l'adulte, et qu'il ne faut lui administrer les douches qu'avec une force d'impulsion très-atténuée. La disposition aux concentrations cérébrales dans le jeune âge est aussi une indication bien déterminée qu'on ne doit administrer les bains et les douches qu'à des températures peu élevées.

Pour le vieillard, les précautions à prendre sont à peu près les mêmes que pour l'enfant, car l'homme avec l'âge revient insensiblement à sa faiblesse primitive. Et, ce qui forme un autre rapprochement très-remarquable, c'est que le vieillard a comme l'enfant, mais par une cause très-différente, une tendance dangereuse aux concentrations cérébrales. Il ne faut pas pour le premier, dans l'administration des bains et des douches, moins de prudence que pour le jeune âge.

La considération des sexes offre encore un semblable rapprochement. La femme, par sa constitution délicate, par son excessive irritabilité nerveuse, se rapproche jusqu'à un certain point de l'enfant, et demande qu'on l'entoure des mêmes précautions et de la même prudence. Seulement, chez elle, ce n'est pas le cerveau qui doit fixer d'une manière toute particulière l'attention du médecin ; elle se concentrera essentiellement sur les organes et les fonctions qui se rattachent à la reproduction de l'espèce ; car, comme le disaient les anciens : *Propter solum uterum mulier.*

Le premier principe à cet égard est de ne jamais

s'exposer à troubler la régularité des fonctions menstruelles. Lors donc que l'époque des règles approchera, il sera prudent de diminuer un peu l'activité du traitement thermal; on le cessera tout à fait, lorsqu'elles auront paru et pendant toute leur durée, pour ne le reprendre que le lendemain du jour où elles auront cessé.

L'état de gestation ne permet pas non plus que la femme puisse se soumettre à l'emploi des bains très-chauds, des bains de vapeur et des douches d'eau thermale, car l'influence excitante et perturbatrice de ces moyens pourrait déterminer l'avortement. Tout au plus, peut-elle faire usage des bains d'eau minérale à la température ordinaire des bains domestiques. Et ce que nous disons de la femme en état de grossesse, s'applique bien plus encore à celle qui est nourrice : rien ne tend plus, en effet, que les sueurs forcées, à supprimer la sécrétion laiteuse.

Quant aux tempéraments, leur distinction à l'égard du traitement thermal n'est pas moins importante que celle des âges et des sexes. Le tempérament nerveux qui a les dispositions irritables de l'enfant et de la femme, demande qu'on ait pour lui les mêmes attentions et la même prudence. Au contraire, les hommes à constitution purement lymphatique supportent parfaitement la stimulation active du traitement thermal, et s'en trouvent surtout très-bien, quand ce tempérament présente tous les signes de la dégénérescence scrofuleuse. Mais comme les constitutions de cette nature sont souvent modifiées par une prédominance nerveuse, cette dernière circonstance doit nécessairement faire admettre plus de douceur et de prudence dans l'emploi des bains et des douches.

Les hommes d'une constitution sèche et irritable, les individus à cheveux noirs, à peau brune ou jaunâtre, ceux, enfin, doués d'un tempérament bilieux, étant soumis à l'influence du traitement thermal, peuvent arriver à un état d'éréthisme de tout le système organique, d'où parfois résultent de graves inflammations, particulièrement du foie et les autres organes destinés aux fonctions digestives. D'où il résulte que ce traitement doit leur être administré avec une excessive prudence. Comme l'eau d'Allevard, par l'effet de sa constitution chimique, est douée de beaucoup d'énergie dans son action, on fera bien, du moins pour les premiers jours, de la mélanger d'eau tiède ordinaire, afin que le malade puisse s'habituer peu à peu à son action excitante.

S'agit-il du tempérament sanguin? les personnes fortes et vigoureuses qui en sont douées supportent très-bien l'action excitante de l'eau minérale, administrée, soit à l'intérieur, soit à l'extérieur; cependant il peut leur survenir, pendant le traitement, une affection inflammatoire qui pourra nécessiter sa suspension momentanée et quelquefois même exiger l'emploi d'une évacuation sanguine.

Quelques individus dont la constitution rentre dans cette classe, les hommes au col large et court, au teint très-coloré, ceux qui éprouvent de fréquents étourdissements particulièrement après le repas, et qui sont, enfin, très-prédisposés à l'emportement et à la colère, ont une tendance remarquable aux congestions actives vers la tête, c'est-à-dire aux coups de sang et aux apoplexies. Chez les personnes de cette constitution, le traitement thermal n'est pas sans danger; il peut devenir la cause déterminante d'un de ces graves accidents. C'est à leur égard surtout que la surveillance du médecin est indispensable, soit pour régler d'une manière graduée l'action excitante du traitement, soit pour le faire suspendre si la congestion sanguine devient imminente, soit pour la combattre enfin avec autant de promptitude que d'énergie, dans le cas où, malgré toutes les précautions, il viendrait à s'effectuer un raptus sanguin vers le cerveau.

Au reste, il en est de ces derniers conseils comme de tous ceux que nous avons donnés dans ce chapitre: ils ont surtout pour but de bien faire comprendre aux malades qu'il ne faut pas se soumettre étourdiment à l'action du traitement thermal, et qu'il est d'une grande importance pour eux d'écouter les conseils du médecin inspecteur de l'établissement et de suivre ponctuellement ses indications.

VIII. Règles d'hygiène et de thérapeutique pendant l'usage interne de l'eau d'Allevard.

Doses. — L'eau d'Allevard peut être administrée à la dose de deux à quatre verrées, qui est la dose moyenne. — Les enfants et les personnes délicates se borneront d'abord à une ou deux verrées ; ils pourront aller plus loin ensuite, mais ils n'avanceront qu'avec prudence dans cette voie progressive. Du reste, on ne doit jamais la prendre avec l'intention d'en obtenir un effet purgatif: elle contient une trop faible quantité de sels neutres pour donner lieu à cet effet ; il faudrait donc en élever considérablement la dose pour arriver avec certitude à ce résultat, et, dans ce cas, elle pourrait devenir nuisible à cause de l'action excitante de son principe sulfureux. Il sera donc infiniment plus sage, quand il deviendra nécessaire d'obtenir un effet purgatif, de faire fondre 20 à 30 grammes de sulfate de soude ou de sulfate de magnésie dans une verrée de cette eau minérale.

Beaucoup de malades pensent augmenter l'action des eaux en les prenant à dose immodérée ; les accidents qui arrivent fréquemment aux personnes qui commettent cette imprudence, devraient bien servir d'avertissement à celles qui sont disposées à les imiter. —Malheureusement, ce n'est pas ce qu'on observe d'ordinaire. A Bonnes, par exemple, où la dose moyenne de l'eau minérale est de deux verrées le matin à jeun, et à demi-heure d'intervalle, on voit des gens assez imprudents pour en avaler jusqu'à quarante et cinquante verrées par jour. Mais cette folie, dit M. P. Bertrand qui rapporte ce fait, pour peu qu'elle se prolonge, ne tarde pas à être sévèrement punie, par suite de la surexcitation générale qui s'allume sous cette influence.

Le matin est le moment le plus favorable pour prendre l'eau minérale à l'intérieur. A cette époque de la journée, l'estomac, complétement débarrassé des aliments, peut en éprouver une influence plus immédiate, et par conséquent plus active, en même temps que l'absorption s'y opère rapidement et sans que l'eau minérale ait eu le temps d'être altérée, toutes circonstances très-favorables à son action thérapeutique.

Toute la quantité ordonnée par le médecin ne sera pas bue tout de suite, ce qui pourrait distendre l'estomac et causer une certaine pesanteur douloureuse : cette pratique aurait d'ailleurs l'inconvénient de faire passer aussitôt l'eau minérale par les urines, ce qui ne lui laisserait pas le temps d'opérer ses bons effets. Il convient donc de la boire par verrées, de quart d'heure en quart d'heure ou de demi-heure en demi-heure, suivant la quantité totale dont on devra user. — On pourra en prendre une ou deux verrées vers le soir, mais toujours à une assez grande distance du dernier repas.

D'après ce que nous venons de dire, ce serait donc une mauvaise pratique d'user de cette eau, comme on fait des eaux gazeuses, durant les repas ; — son odeur et sa saveur désagréables pourraient d'ailleurs causer un certain dégoût, qui troublerait peut-être l'appétit, et par suite la digestion des aliments.

Mais, s'il ne convient pas d'en faire usage durant les repas, rien ne s'oppose à ce qu'on la boive quand on est plongé dans le bain, ou qu'on se soumet, soit à l'action de la vapeur, soit à celle de l'eau elle-même administrée en douches. Sa fraîcheur, dans ce cas, devient même cause qu'on la boit avec plaisir. Elle ne peut, du reste, bien que le malade alors soit couvert de sueur, devenir dangereuse par l'effet de sa température qui la fait paraître froide; car l'action incessante du calorique des vapeurs s'oppose énergiquement alors aux concentrations que pourrait déterminer le contact avec la muqueuse de l'estomac, d'un liquide froid, pendant que le corps est en état de transpiration.

Après le bain et après la douche, lorsque le malade, bien enveloppé dans son lit, continue à transpirer activement, il peut encore boire une ou deux verrées d'eau minérale; mais alors il conviendrait mieux de la lui donner chaude, afin de favoriser la transpiration. Bien entendu qu'elle devra, dans ce cas, avoir été chauffée sans le contact de l'air.

Si l'eau minérale, prise à l'intérieur, ne détermine aucune fatigue, ne donne lieu à aucun symptôme fâcheux, ne trouble en rien l'ordre physiologique des fonctions, c'est une preuve que l'estomac la supporte sans en être lésé, et que sa digestion se fait d'une manière convenable et utile. Dans ce cas, on doit attendre de bons effets de son usage, en supposant toutefois qu'elle soit prise dans une maladie où elle convient. Mais il arrive parfois, quoique rarement, qu'elle amène un certain trouble dans les fonctions digestives. Ainsi, par exemple, elle peut donner lieu à des pesanteurs d'estomac, à une perte d'appétit, à des vomissements, à de la diarrhée; il n'est pas impossible même que l'excitation gastro-intestinale soit poussée assez loin pour déterminer de la fièvre. — C'est le cas alors de s'adresser au médecin inspecteur, qui jugera s'il y a convenance ou nécessité d'en suspendre l'usage et même de l'abandonner tout à fait.

Quelquefois il suffira d'en faire diminuer la dose, pour que les accidents disparaissent ; dans d'autres circonstances, il pourra devenir convenable de mélanger l'eau minérale avec d'autres liquides, dont l'action sédative ou adoucissante aura pour effet d'en atténuer l'influence trop énergique.

L'eau sulfureuse d'Allevard peut, en effet, être mélangée avec du petit-lait, avec du lait, avec de l'eau de gomme, de l'eau sucrée, avec des décoctions d'orge, de dattes et de jujubes, de guimauve, de nénuphar, etc., etc.; avec des infusions de fleurs de mauve, de violette, de tilleul, de feuilles d'oranger, etc., enfin avec beaucoup d'autres boissons de nature analogue, sans éprouver aucune altération, sans rien perdre de son principe sulfureux. On peut aussi sans inconvénient l'édulcorer avec des sirops de gomme, de nénuphar, d'althæa, de violette, de bourrache, d'orgeat, etc., etc., qui ne sauraient exercer sur elle d'action chimique. — Fourcroy l'avait reconnu pour l'eau d'Enghien; nous avons vérifié l'exactitude de ses observations, en opérant de semblables mélanges avec l'eau d'Allevard.

De tous ces mélanges, celui qui modère le mieux et le plus agréablement l'action trop stimulante de l'eau minérale, pour quelques malades, c'est son association avec le lait. Suivant l'état des forces digestives de l'estomac, on peut donner la préférence au lait d'ânesse, au lait de vache ou au lait de chèvre. Frédéric Hoffmann fait un grand éloge de la combinaison du lait avec les eaux minérales, association qu'il dit avoir recommandée le premier pour les eaux, soit froides, soit thermales de l'Allemagne [1]. Après en avoir parlé dans le cha-

---

[1] Verum adhuc sunt alii modi lactis virtutem médicamentosam pro varia intentione augendi, scilicet per varias et appropriatas admixtiones, quas inter præcipue eminet *miscella lactis cum aquis mineralibus;* de qua ego sine omni ostentationis nota vere asserere possum, quod primus fuerim qui ipsam in Germania

pitre *De affectione phthisica, sive tabe,* il a consacré à cet utile mélange une dissertation particulière sous ce titre : *De connubio aquarum mineralium cum lacte longe saluberrimo.*—Au rapport de Bordeu, une femme d'une constitution maigre et délicate, qui ne pouvait boire les eaux de Baréges sans éprouver bientôt de la chaleur et de la fièvre, fut guérie d'une perte utérine par ces mêmes eaux coupées avec du lait, lesquelles, grâce à ce mélange, ne donnèrent plus lieu aux accidents qu'elles produisaient dans leur état de pureté [1]. Au reste, la plupart des praticiens pourraient aujourd'hui citer de semblables exemples, car ils prescrivent fréquemment cette utile association du lait avec les eaux minérales.

La quantité de lait à mélanger avec l'eau sulfureuse peut varier depuis un quart ou seulement un huitième, jusqu'à une mesure égale des deux liquides. Cette proportion, d'ailleurs, doit être réglée d'après

---

introduxi. Nam quum ante triginta et plures abhinc annos aquarum salubrium, in nostris regionibus scaturientium, tam calidarum quam frigidarum ingredientia encheiresi chymica scrutatus nullum sal acidum et vere vitriolicum, sed potius alcalinum et medium, cum subtiliori terra et tenuioribus martis particulis in ipsis deprehenderim ; experimentum feci, lac cum ejusmodi aquis remiscendi, idque tam felici cum successu, ut exinde in compluribus chronicis, maximeque pulmonum affectibus vel tollendis vel leniendis tam admirabiles viderim effectus, qui nec a solo lacte, nec a thermis vel acidulis seorsim adhibitis potuissent exspectari.

Friderici Hoffmanni, opera omnia, tom. III, p. 290. (Genevæ, 1740.)

(1) Bordeu. Œuvres complètes, p. 853.

les difficultés qu'éprouve le malade à supporter, soit le lait seul, soit l'eau minérale non mélangée.

IX. Règles d'hygiène et de thérapeutique pendant l'usage externe de l'eau d'Allevard.

BAINS D'EAU MINÉRALE.

Les bains sont susceptibles de modifications nombreuses dans leur administration.

De ces modifications variées, résultent des effets très-divers et quelquefois même tout à fait opposés. Leur emploi, en conséquence, ne constitue pas une médication unique, mais plusieurs médications très-différentes. Pour en user utilement, il est donc bien essentiel d'être fixé sur le mode d'administration qu'il convient d'adopter, de même que sur les modifications qu'il devra subir pendant la durée du traitement.

Les bains peuvent varier :

Par leur température,

Par leur durée,

Par la pureté ou le mélange de l'eau minérale.

1° Température des bains.

Eu égard à la température, les bains présentent trois modifications essentielles, c'est-à-dire qu'on peut les rapporter à trois espèces : 1° les bains froids; 2° les bains tièdes ou tempérés ; 3° les bains chauds.

A. L'eau d'Allevard peut être administrée en *bains froids*, depuis sa température normale, qui est de 16°

2/10 centigrades, jusqu'à 24 ou 25°. Les bains de cette nature sont peu usités, et ne conviennent qu'à un bien petit nombre de malades. Cependant il serait possible d'en user avec succès dans quelques affections nerveuses, dans quelques maladies de nature hypochondriaque, etc. On conçoit, en effet, que l'action stimulante de l'eau minérale, combinée à l'influence tonique du froid, pourrait déterminer une sorte de secousse de l'organisme, propre à enrayer la marche de l'affection spasmodique, en changeant le mode morbide de vitalité du système nerveux. — Ces bains peuvent être combinés avec les bains chauds et les bains de vapeur, à la manière russe ou orientale : le contraste de température qui résulte de leur emploi alternatif, ne fait que donner plus de puissance à l'action perturbatrice du bain froid.

L'emploi des bains froids demande, du reste, les plus grandes précautions; car, si on ne les administre pas d'une manière prudente, ils peuvent donner lieu à de graves accidents. Voici quelques préceptes à cet égard : il ne faut jamais se plonger dans l'eau froide quand le corps est en état de sueur; — les bains froids ne conviennent généralement qu'aux malades dont l'organe pulmonaire est parfaitement sain, et qui ne sont pas dans un trop grand état de faiblesse; — pour que les bains de cette sorte produisent un bon effet, il faut qu'en sortant de l'eau, il s'établisse une vive réaction du centre à la circonférence, autrement ils pourraient donner lieu à des concentrations morbides sur les principaux organes. D'après cette considération, leur durée doit être en raison directe des forces de l'individu, et inverse de son état de faiblesse. Très-froid, le bain ne devra généralement durer que quelques minutes : pour la plupart des malades, un plus long contact avec l'eau froide pourrait être dangereux et même mortel. Le malade pourra cependant prolonger l'immersion pendant un quart d'heure, une demi-heure, et même davantage, si la température ne s'éloigne pas trop de celle des bains tièdes. — On ne peut d'ailleurs, à cet égard, établir de règle bien fixe. Si le baigneur résiste parfaitement à l'action du froid, s'il n'éprouve aucun malaise, s'il se sent, au contraire, plus de force et de vigueur, il pourra prolonger son séjour dans l'eau ; mais s'il était pris d'un frisson prolongé, s'il éprouvait des défaillances, des étourdissements ou d'autres symptômes qui annoncent quelque trouble grave de l'organisme, il devrait immédiatement se faire porter dans un lit chaud, et prendre une tasse de quelque infusion diaphorétique (tilleul, sureau, etc.), pour établir l'équilibre entre le centre et la circonférence du corps.

Règle générale, plus la température de l'eau se rapprochera de celle qui lui est normale, plus les accidents signalés seront à redouter, et plus il faudra de précautions dans l'emploi des bains froids. C'est, au reste, dans l'administration de ces sortes de bains, que les conseils et la surveillance du médecin de l'établissement sont surtout indispensables.

B. Les *bains tièdes ou tempérés* sont ceux qui conviennent au plus grand nombre des malades, et par lesquels on doit presque toujours commencer le traitement thermal. Ils sont spécialement avantageux dans les maladies de la peau, les engorgements des viscères, les affections spasmodiques, chez des individus faibles ou irritables, dans tous les cas enfin où l'excitation trop vive produite par les bains froids et par les bains chauds serait non-seulement inutile, mais dangereuse. Ce sont aussi les seuls qui conviennent généralement aux enfants, aux femmes délicates, aux tempéraments bilieux ou nerveux très-irritables, ainsi qu'aux individus affaiblis par de longues souffrances.

On considère comme bains tièdes ou tempérés, ceux dont la température est un peu inférieure à la température normale du sang qui est de 37 à 38° centigrades (entre 31 et 32° Réaumur). — Un bain peut être considéré comme bain tiède depuis 32° centigrades jusqu'à environ 36°. — Au-dessous de 32° et jusqu'à 26°, il devient bain frais, et bain froid à 25°. — Au-dessus de 36°, il devient bain chaud.

La température qui donne aux bains le caractère de bains tièdes ou tempérés, ne peut donc varier de plus de 4° centigrades sans qu'il en résulte l'effet du bain frais ou du bain chaud, dont l'action diffère essentiellement de celle du bain tiède. Il résulte de là, qu'on ne peut s'écarter de ces deux limites de température (32° centigrades à 38°) sans inconvénient pour le malade auquel conviennent seuls les bains tièdes, ce qui amène la nécessité de se servir toujours d'un thermomètre, pour déterminer la température de l'eau de la baignoire.

En général, il vaut mieux que l'eau du bain, quand le malade y entre, soit un peu froide que trop chaude; c'est-à-dire, qu'il est préférable de l'échauffer, que de le rafraîchir par de l'eau froide, quand on y est plongé.

Les autres règles relatives à l'emploi des bains en général, s'appliquent aussi aux bains d'eau minérale sulfureuse. Ainsi :

Il ne faut jamais se mettre au bain sans que le travail de la digestion soit complètement terminé; c'est pour cela qu'il convient essentiellement de se baigner le matin avant le déjeuner [1].

Il faut généralement se priver de manger pendant qu'on est plongé dans le bain, de crainte que l'action digestive, sous l'influence de l'excitation cutanée produite par l'eau minérale, ne puisse être troublée. Tout au plus doit-on prendre un bouillon chaud, si l'on éprouve l'état de faiblesse et d'abattement que cause une trop longue privation d'aliments [2].

Il est des malades qui prennent deux bains par jour, un le matin et un le soir. Cela peut en effet convenir quelquefois, mais le plus souvent c'est une pratique imprudente, comme l'indique ce précepte recommandé aux malades qui font usage des bains minéraux des environs de Naples : *Bagnatevi solamente una volta il dì, acciocchè la troppa évacuazione non v'indebolisca* [3].

La durée des bains tièdes n'est pas moindre de demi-heure, et ne s'étend pas d'ordinaire au-delà d'une heure. Nous examinerons bientôt s'il ne con-

---

[1] Non entrate nel bagno se non avete perfettamente digerito.

[2] Non mangiate nell' acqua nè fuori di essa, se non sarete prima raffreddati. (*Regole per que' che prendono i bagni in Pozzoli o altrove.*)

[3] *Regole per que' che prendono i bagni in Pozzoli o altrove.*

vient pas quelquefois de la prolonger beaucoup plus.

Après le bain tiède d'eau ordinaire, on peut s'habiller et se promener immédiatement. Quelques malades suivent cette pratique même en faisant usage des bains d'eau minérale, ce qui est peu sage. Ces bains agissent essentiellement, en déterminant une certaine excitation à la peau et un état de diaphorèse. — Un refroidissement trop subit s'oppose plus ou moins à ce bon effet; loin de le faire cesser, il convient de l'entretenir et de le développer, en se mettant immédiatement au lit, et y restant bien enveloppé, pendant une demi-heure ou une heure.

Quelquefois, après le bain tiède, il est prescrit au malade ou de s'immerger instantanément dans l'eau froide, ou de se faire doucher, ou bien encore de se soumettre au massage : il n'y a point de règles à établir sur ce point, sinon qu'il faut exécuter à la lettre tout ce qui est prescrit.

C. Le *bain chaud* peut être administré depuis 36° centigrades jusqu'à 45°. — A Balaruc, on va même jusqu'à 48° centigrades [1].

Ces sortes de bains ne sauraient convenir au enfants, aux femmes, aux vieillards, si ce n'est dans quelques cas exceptionnels : il en est de même pour les autres individus d'un tempérament nerveux et irritable; mais ils sont très-utiles, et peuvent produire les résultats les plus avantageux dans les cas de rhumatisme chronique, dans les affections scrofuleuses,

---

(1) Rousset. *Balaruc-les-Bains* (Compte-rendu). Montpellier, 1839.

quand les malades conservent un certain degré de force et de vigueur. En général, ils sont indiqués quand il s'agit d'attaquer vivement une maladie chronique longtemps rebelle, par une révulsion ou plutôt par une perturbation générale. Leur action est rapide et violente. Après trois ou quatre minutes, dit M. P. Bertrand [1], la circulation s'accélère, la respiration s'élève, la face s'injecte, la sueur coule en abondance.

Dans aucun cas, il ne faut s'exposer à l'action du bain chaud sans que le médecin-inspecteur l'ait ordonné ou du moins ait consenti à son emploi. C'est lui qui doit en régler la température, et le plus souvent même il est indispensable qu'il en surveille lui-même l'administration.

En général, il est imprudent de se plonger d'abord dans de l'eau dont la température est très-élevée; ce qui convient, c'est d'entrer dans un bain tiède, puis d'y ajouter peu à peu de l'eau plus chaude, pour amener celle de la baignoire au degré nécessaire.

La durée des bains chauds doit être très-courte; il serait dangereux de dépasser cinq ou dix minutes dans de l'eau très-chaude. — A Molitg, dit M. Anglada, on prend sans inconvénient des bains d'une heure à 37°, 75; — à 40° (comme à Escaldas, au Vernet et aux bains d'Arles), la chaleur est déjà très-raréfactive, très-stimulante; — à 45°, elle est tellement vive et irritante, qu'on ne la supporte guère que peu

---

[1] *Voyage aux eaux des Pyrénées*, page 394.

d'instants; à moins d'une indication très-expresse, on ne l'élève guère jusque-là [1].

Pendant la durée du bain chaud, il est convenable d'appliquer d'instants en instants des compresses d'eau froide sur le front, afin de prévenir la congestion cérébrale, qui pourrait déterminer un raptus sanguin ou coup de sang, et même une apoplexie. En général, il faut se hâter de sortir du bain quand on éprouve des vertiges, des éblouissements, ou un état d'anxiété produit par une sorte de suffocation. — C'est le cas alors de faire transporter le malade à l'air frais et d'appeler le médecin, s'il n'est présent, pour qu'il puisse, s'il y a urgence, pratiquer la saignée, ou mettre en usage tout autre moyen qui pourra être nécessaire.

Les précautions hygiéniques indiquées en parlant des bains tièdes, doivent, du reste, être observées avec plus de rigueur encore quand il s'agit des bains chauds. C'est surtout après les bains de cette nature qu'il est indispensable de se mettre au lit et même d'entretenir l'écoulement de la sueur en prenant une tasse d'infusion de tilleul, de violette ou de sureau.

2° Durée des bains en général.

En parlant des bains froids et des bains chauds, nous avons dit tout ce qu'il y avait à faire observer relativement à leur durée. — Nous n'avons donc que les bains tièdes à considérer sous ce point de vue.

---

(1) *Traité des eaux minérales des Pyrénées-Orientales*, 2e volume, page 424.

Généralement, la durée des bains tièdes d'eau minérale est de demi-heure à une heure, comme celle des bains tempérés d'eau ordinaire. Il est cependant des établissements où l'on prolonge l'action des bains pendant deux, trois et même quatre ou cinq heures, ce qui produit des résultats très-remarquables. C'est ce qui se pratique particulièrement à Louèche (Leuk, en Suisse), et réussit merveilleusement dans les maladies de la peau et les affections scrofuleuses. On commence par prendre des bains d'une heure, puis on augmente chaque jour leur durée, jusqu'à ce qu'on soit arrivé à rester immergé dans l'eau pendant cinq ou six heures. Arrivé à ce point, le malade y persiste quelque temps, puis il commence à diminuer de jour en jour la durée du bain de demi-heure ou d'une heure : c'est ce qu'on appelle la *débaignée*. — Cette pratique, par laquelle les malades, selon l'expression énergique de M. Isidore Bourdon [1], se laissent macérer et comme infuser dans les piscines, peut être utilement imitée à Allevard, bien qu'il ne soit pas possible jusqu'à présent d'y prendre des bains en commun : rien n'empêche, en effet, que les malades ne prolongent durant plusieurs heures leur sejour dans l'eau de la baignoire, s'ils ont la précaution de maintenir ce liquide à son degré primitif de température, par l'addition fréquente de petites quantités d'eau chaude. — Nul doute qu'une eau aussi fortement minéralisée que l'eau sulfureuse d'Allevard ne produise les plus heureux effets, en prolongeant ainsi son contact avec

---

[1] *Guide aux eaux minérales*, page 102.

la peau et son action médicatrice, particulièrement dans les maladies cutanées rebelles.

3° **Atténuation du degré de force de l'eau minérale, par son mélange avec l'eau tiède ordinaire, ou avec des substances médicamenteuses.**

L'eau minérale d'Allevard doit à sa richesse remarquable en principes sulfureux, une forte action excitante qui rend son emploi très-avantageux dans beaucoup de maladies, et particulièrement dans celles qui se sont montrées rebelles à d'autres traitements; mais, par la même raison, il est des malades qui sont trop faibles ou trop irritables pour la supporter de prime-abord, même administrée en bains tièdes. — Dans les cas de cette nature, on la mélange avec de l'eau tiède, employée en quantité d'autant plus grande que l'individu a plus de susceptibilité nerveuse. Pour quelques malades, un huitième ou dixième d'eau minérale suffit d'abord. D'autres peuvent commencer avec un quart ou même une moitié d'eau sulfureuse, mélangée à trois quarts ou partie égale d'eau tiède, puis on augmente successivement, jusqu'à ce qu'on soit parvenu à se baigner sans en éprouver d'inconvénients dans l'eau minérale non affaiblie. Il n'est pas rare, à Allevard, de voir des malades, pour avoir négligé cette pratique prudente, être obligés de suspendre quelque temps leur traitement thermal, par suite d'une surexcitation trop vive de l'organe cutané et même de tout l'organisme.

Lorsque la peau seule se trouve trop vivement surexcitée par le contact de l'eau minérale, et surtout dans les cas où il y existe des ulcérations très-douloureuses, on peut atténuer l'action irritante locale du liquide, sans l'affaiblir par l'eau ordinaire tiède, au moyen de substances mucilagineuses ou anodines. C'est dans ce but qu'on y ajoute quelquefois, soit une certaine quantité de lait, soit de la décoction de mauve, de guimauve, de graines de lin ou de têtes de pavot, soit encore une dissolution chaude d'amidon ou de gélatine. De cette manière, l'eau sulfureuse est facilement supportée par l'organe cutané, sans avoir rien perdu cependant de son action propre ou spécifique.

BAINS PARTIELS ET DOUCHES D'EAU MINÉRALE.

L'eau minérale d'Allevard, comme toutes les autres eaux sulfureuses, indépendamment de l'emploi général que les malades en font en boisson et en bains, peut être employée très-utilement, soit en la mettant spécialement en contact avec la partie malade, soit en l'administrant sous forme de douche.

1° Bains partiels.

On doit ranger dans cette catégorie des demi-bains, les pédiluves, les manuluves, les lotions, les fomentations, les cataplasmes préparés avec l'eau sulfureuse, les injections et même les clystères.

A. Le *demi-bain,* qui consiste à plonger le corps dans l'eau seulement jusqu'à l'ombilic, peut être administré froid, chaud ou tempéré : froid, il peut convenir dans le relâchement et la chute de l'organe utérin, dans l'incontinence d'urine, dans les règles immodérées, dans les fleurs blanches très-abondantes et qui ne dépendent que d'une atonie de la membrane muqueuse. Tout ce qui a été dit des bains froids en général et des précautions qu'ils nécessitent, s'applique à l'emploi du demi-bain d'eau minérale non chauffée.

Employé chaud, le demi-bain devient un excitant très-actif qui appelle l'afflux du sang vers les parties qui sont immergées. — Ce mode d'emploi de l'eau minérale nécessite toute la surveillance du médecin inspecteur, et ne peut convenir d'ailleurs que dans un petit nombre de cas, par exemple, pour rétablir les règles accidentellement supprimées, ou pour les exciter quand leur retard ou leur cessation dépend d'un état d'atonie de l'utérus.

Le demi-bain tiède est souvent employé comme émollient dans les affections inflammatoires peu intenses de l'ensemble ou de quelques parties de l'appareil générateur. Il ne faut pas perdre de vue cependant que l'eau minérale, même tiède, est excitante, et qu'employée en demi-bains elle peut augmenter l'état fluxionnaire de ces parties. Nous n'hésitons donc pas à préférer les bains entiers aux demi-bains; ils n'ont pas, au moins, l'inconvénient de favoriser la fluxion utérine par l'influence locale de la température.—Les demi-bains tièdes conviennent, tout au plus, quand les malades sont fortement oppressés en se plongeant entièrement dans l'eau (1).

---

(1) Nous devons dire cependant que M. P. Bertrand est très-partisan des demi-bains. — Tempérés ou très-chauds, ils conviennent, dit-il, toutes les fois qu'il s'agit d'opérer une révulsion vers les parties inférieures, au profit des parties supérieures

B. *Pédiluves et manuluves.* — Quand ils sont employés comme révulsifs, les pédiluves et manuluves d'eau minérale diffèrent peu, par leur action, de ceux administrés avec l'eau ordinaire, à une température un peu élevée : dans ce cas, en effet, l'action excitante du calorique domine de beaucoup celle déterminée par l'influence spécifique du principe sulfureux. — On peut les employer utilement comme les pédiluves ordinaires dans les cas de céphalalgie, surtout quand il y a menace de congestion sanguine [1]. — Les pédiluves d'eau sulfureuse très-chauds peuvent cependant être prescrits utilement quand il existe des en-

---

sur lesquelles il y a concentration. Tels sont les cas de paralysie, ainsi qu'un grand nombre d'affections pulmonaires, et surtout l'asthme sec ou humide. (Voy. *Voyage aux eaux des Pyrénées*, p. 396.)

[1] « Les pédiluves ont le même mode d'action que les demi-bains. On en prend un ou deux par jour, le matin et le soir, avant le repas. La durée ne doit pas excéder six à sept minutes : au-delà de ce terme, il se produit assez souvent une sorte d'excitation universelle, avec chaleur, sueur et répulsion du sang vers la tête. Ce fait est d'observation, surtout au Mont-d'Or où ce moyen est souvent mis en usage et avec succès, pourvu qu'il soit restreint dans les limites de temps indiquées. D'ordinaire, les pieds et les jambes sortent vivement colorés de ce bain, qui, souvent répété, finit par établir dans ce sens un point d'appel qui contre-balance et neutralise peu à peu la direction opposée des fluides, contractée depuis longtemps. Il arrive souvent qu'à l'établissement dont je viens de parler, les pédiluves et les eaux en boisson composent tout le traitement. Cela a lieu surtout dans les affections d'un faible degré, ou lorsque, déjà parvenues à leur dernier période, on craint de les aggraver par des moyens que le malade n'aurait plus la force de supporter. » (P. Bertrand, *Voyage aux eaux des Pyrénées*, p. 398.)

gorgements de l'articulation du pied, de nature rhumatismale ou scrofuleuse, mais seulement lorsque ces engorgements sont complétement indolores.

C. *Lotions*, *fomentations.* — L'eau minérale légèrement tiédie, employée en lotions ou même appliquée froide par le moyen de linges qu'on en tient imprégnés, est très-utile pour aider l'action du traitement thermal dans les dartres et quelques autres maladies de la peau. Nous en avons vu de très-rebelles disparaître tout à fait et sans retour en buvant journellement de l'eau sulfureuse, et tenant les parties malades couvertes de linges qu'on humectait très-souvent avec ce liquide. — On peut aussi la faire servir utilement comme collyre dans certaines ophthalmies de nature scrofuleuse.

D. *Cataplasmes.* — On peut employer l'eau minérale pour préparer des cataplasmes, en la faisant chauffer sans le contact de l'air, et y délayant, quand elle est chaude, suffisante quantité de farine de lin. Ce moyen convient quand il existe des ulcérations de nature dartreuse ou scrofuleuse peu étendues.

E. *Injections, clystères.*—C'est une pratique souvent très-utile d'employer l'eau minérale en injections dans l'oreille, pour les cas d'otite chronique; dans les fosses nasales, quand il y a gonflement chronique ou altération de la muqueuse; dans le vagin, quand il y a des écoulements leucorrhéens, ou un endurcissement squirrheux au col de l'utérus; mais il convient, surtout dans ce dernier cas, d'administrer les douches utérines d'eau minérale. Les mêmes injections

3

sont également indiquées dans les ulcères fistuleux. On pourrait très-probablement aussi administrer utilement l'eau d'Allevard en injections continues dans la vessie, par le moyen de la sonde à double courant, dans les cas de catharres chroniques et indolents de cet organe.

L'eau minérale d'Allevard, de même que les autres eaux sulfureuses, est rarement employée en lavement, si ce n'est sous forme de douche ascendante, pour combattre des cas de constipation opiniâtre. On pourrait cependant l'utiliser en clystères, quand il est utile de la prendre à l'intérieur et que les malades ont une répugnance invincible pour la boire, ou bien encore lorsque leur estomac la supporte difficilement.

2° Douches d'eau minérale.

Les douches varient par le volume et par la forme du jet de liquide, qui peut être unique ou divisé en un plus ou moins grand nomdre de filets. Elles sont *descendantes*, *ascendantes* ou *latérales* ; elles varient encore par leur température, par leur durée, et surtout par la force d'impulsion du liquide.

Tout ce que nous avons dit à l'égard des bains chauds, froids ou tempérés ; tous les détails que nous avons donnés en parlant des âges, des sexes, des tempéraments, tout cela se rapporte aussi et s'applique parfaitement à l'emploi des douches d'eau minérale : nous y renvoyons donc le lecteur.

Quant aux conseils pratiques nécessaires aux malades et plus encore aux médecins, relativement à l'emploi des douches, nous croyons ne pouvoir mieux faire que de copier textuellement ce qu'en dit M. P. Bertrand dans l'intéressant ouvrage que nous avons déjà plusieurs fois cité.

« La douche est une des formes sous lesquelles l'eau minérale est le plus souvent et le plus utilement employée. Le mode d'action de la douche est tantôt l'excitation directe, tantôt la révulsion : sa puissance est en raison de son volume, de sa température, de la nature de l'eau et de la force de percussion déterminée par la hauteur de la chute. On l'emploie comme excitant direct dans un grand nombre de cas : tels sont les engorgements indolents des glandes, les gonflements des tissus articulaires, quand il n'y a plus de douleur ni de sensibilité marquées ; les rhumatismes chroniques bien décidément fixés sur un point déterminé et superficiel. On peut alors les attaquer sans crainte, comme on le voit pour les douleurs rhumatismales qui occupent la tête, et qui cèdent assez bien aux douches sur cette partie. Mais si le rhumatisme était mobile, et surtout s'il avait une tendance à se porter sur un viscère quelconque, il faudrait bien se garder de l'attaquer directement et de prime-abord par la douche, on courrait le risque de le refouler au dedans. Il est alors prudent de commencer par quelques bains, et de n'arriver que plus tard au moyen indiqué. Dirigée sur la colonne vertébrale dans toute sa longueur, elle convient à merveille aux jeunes sujets atteints de débilité générale, ou plus particulièrement frappés d'un affaiblissement des membres inférieurs, par suite d'un commencement de carreau ou de toute autre cause. Il faut, du reste, changer successivement et lentement les points de percussion ;

exposer tour à tour les parties malades, avec la précaution toutefois de ne jamais faire porter la douche sur celle où s'éveillerait une sensibilité trop vive. En outre de son action stimulante directe, et immédiatement transmise aux parties frappées, comme on peut s'en apercevoir à la coloration vive de la peau, la douche peut exercer, par suite de cette stimulation même, une action révulsive puissante. On l'emploie avec avantage et concurremment avec les demi-bains et les pédiluves, pour changer le cours du sang et le rappeler vers les extrémités. On fait doucher alors les pieds et les jambes: ce moyen contribue puissamment à dissiper la sensation habituelle de froid qu'y ressentent un grand nombre de femmes pâles, de constitution faible, sujettes à des concentrations internes, et chez lesquelles la menstruation est irrégulière ou nulle. Dans ce dernier cas surtout, la douche alternativement dirigée sur les jambes et sur les reins, devient un des meilleurs moyens de rétablir les époques. Jamais, au surplus, on ne doit porter son action directement sur un organe parenchymateux et trop immédiatement adjacent à la peau, tel que le foie, par exemple, ou sur une partie que son ébranlement pourrait fatiguer et irriter, comme la poitrine. Si l'on croit devoir l'employer, il faut alors réduire son volume, sa durée, et recommander de ne recevoir son choc que sous une ligne tout à fait oblique. »

« La durée des douches ne doit pas se prolonger autant que sont portés à le désirer une foule de malades, et qu'on le voit parfois mettre en pratique : en général, quinze à vingt minutes suffisent. Des douches trop longues finissent par amener une excitation universelle intense, et qui peut obliger à interrompre le traitement, chose qu'il est toujours bon d'éviter. Ce moyen, en effet, n'est pas aussi inactif qu'il le paraît d'abord à beaucoup de malades; tant s'en faut. Les paysans possèdent d'ordinaire une organisation assez vigoureusement trempée; cependant il arrive souvent que cette méthode de traitement les fatigue, et qu'ils ne peuvent la supporter. J'ai vu, par exemple, tel d'entre eux obligé de renoncer aux douches, parce que des mouvements convulsifs, pour lesquels on les avait essayées, avaient été manifestement augmentés après deux ou trois jours de cette pratique. Il est donc prudent, l'expérience le démontre, de ne point dépasser le terme moyen indiqué, lors même que la douche est successivement dirigée sur des parties éloignées les unes des autres, puisque, en définitive, c'est toujours la même somme de stimulation portée sur le même ensemble organique. »

« Ordinairement la douche est prise avant le bain; car, en sortant de ce dernier, il ne conviendrait pas de s'exposer à découvert au contact de l'air. Parfois, néanmoins, on la reçoit sur la fin du bain, mais sans en sortir; c'est lorsqu'elle doit porter sur des parties qui ne sont pas plongées dans l'eau, comme la nuque, par exemple, et qui risqueraient ainsi de se refroidir durant le bain (1). »

---

(1) On peut recevoir la douche avant, pendant ou après le bain: ces trois manières sont également bonnes; néanmoins nous la préférons avant le bain, parce que l'immersion dans l'eau thermale après la douche calme l'excitation cutanée.

PATISSIER et BOUTRON-CHARLARD.

(*Manuel des eaux minérales*, p. 91.)

« On varie à volonté, suivant l'impressionnabilité des parties et des malades, le volume de la douche. Habituellement, le jet est de la grosseur du doigt : il est facile de le diminuer, soit en ouvrant incomplétement le robinet, soit en adoptant des ajustages à calibre de plus en plus petit, et enfin en leur substituant, si besoin est, une véritable pomme d'arrosoir de laquelle l'eau s'échappe en pluie. »

« Les douches ascendantes sont employées quand il faut atteindre des portions du corps sur lesquelles il serait impossible de diriger la douche descendante : telles sont l'aisselle et le périnée, sur lesquelles ce moyen est souvent mis en usage dans les cas de maladie de la vessie, d'engorgement de la prostate, d'uréthritis chronique, etc. Enfin, on emploie encore les douches à l'intérieur dans certaines affections, le catarrhe utérin, par exemple. Les appareils sont alors disposés d'une manière particulière ; le diamètre de la colonne d'eau est plus faible que dans les cas précédents, et son action continuée seulement durant peu de minutes. Au reste, sur quelque partie que doive porter la douche, il est toujours bon que le malade soit enveloppé d'un peignoir de laine, afin de se préserver de tout refroidissement provenant, soit du contact de l'air, soit des éclaboussures multipliées de l'eau (1). »

A tous ces préceptes sanctionnés par l'observation, puisque M. P. Bertrand, de même que son père, les fait mettre en pratique dans l'établissement thermal

(1) P. Bertrand. *Voyage aux eaux des Pyrénées*, p. 399 à 405.

du Mont-d'Or, nous en ajouterons un qui n'est pas moins important : c'est qu'il faut graduer les douches sous le rapport de la température comme sous celui de la force d'impulsion, afin que le malade n'en soit pas dès l'abord impressionné douloureusement, et qu'il s'habitue peu à peu à les employer, avec tout le degré d'énergie convenable à sa force physique, à l'irritabilité plus ou moins grande de sa constitution, à la nature enfin de sa maladie.

Au reste, les douches administrées avec précaution constituent un des moyens les plus énergiques de l'art, contre une foule d'affections locales ; prises sur toute la surface du corps, elles sont un sudorifique plus puissant que les bains. La percussion et l'ébranlement qu'elles occasionnent se propageant dans la profondeur des tissus, en changent le mode de vitalité, y réveillent une activité nouvelle qui se transmet aux organes internes, et suscite en eux des réactions favorables. Toutes les fois que dans un point quelconque on veut stimuler l'action vitale, ou faire passer une inflammation chronique à l'état aigu, on est certain d'obtenir cet effet en faisant frapper la douche sur cette partie. On y a recours avec succès dans les cas d'atonie et de relâchement partiel, dans les ankyloses incomplètes, les contractures des membres, la gêne, la raideur des articulations, les rhumatismes chroniques, la sciatique, le lumbago, la faiblesse et les paralysies locales, les engorgements indolents, les tumeurs blanches sans complication inflammatoire, les dartres circonscrites et rebelles. On emploie la douche, par un jet très-mince, dans les dartres de la face et dans les inflammations chroniques des paupières. On dirige les douches sur le rachis dans la paralysie des membres, dans les névroses des parties génitales, et principalement dans la faiblesse générale, l'épuisement, qui sont la suite d'habitudes vicieuses ou de l'excès de certains plaisirs. Dans ce dernier cas, la douche restitue souvent une vigueur dissipée avant l'âge. Dirigée sur les lombes, l'hypogastre, les cuisses, le périnée, elle est un des moyens les plus puissants pour rétablir, soit le flux menstruel, soit le flux hémorroïdal [1]. »

BAINS ET DOUCHES DE VAPEUR.

Dans les bains des anciens, qui avaient pour eux une très-grande importance, puisqu'ils en usaient journellement, on avait soin de disposer plusieurs pièces sous les noms de *tepidarium*, de *vaporarium*, de *sudatorium*, où l'on pouvait s'exposer à l'action de la vapeur d'eau. C'est donc à eux qu'il faut faire remonter l'usage des bains d'étuve ou des bains de vapeur. Cet usage, après s'être maintenu en Europe jusqu'au seizième et au dix-septième siècle, puisqu'à cette dernière époque il existait encore des étuves ouvertes au public par des barbiers étuvistes, avait fini par se perdre. Depuis vingt ou trente années, les bains de vapeur ont été remis en vogue, mais seulement comme moyen thérapeutique ; on en use plus aujourd'hui comme le faisaient les anciens, et comme le pratiquaient aussi nos pères au moyen âge, simplement sous le point de vue hygiénique, et pour entre-

---

[1] PATISSIER et BOUTRON-CHARLARD. *Manuel*, p. 92 et 93.

tenir la santé en favorisant l'exercice normal des fonctions.

Pendant quelques années, on n'a fait usage que des bains de vapeur par encaissement ; aujourd'hui on leur préfère généralement les bains d'étuve, qui ont été ouverts sous les noms de *bains russes* et de *bains orientaux*. C'est, en effet, à l'imitation des Russes et des Turcs que sont organisés les bains d'étuve qui existent aujourd'hui à Paris et dans plusieurs grandes villes.

Quand aux établissements thermaux, les bains de vapeur n'y sont point une nouveauté. Dans plusieurs, comme par exemple à Aix en Savoie, il existe de temps immémorial des cabinets disposés pour que les malades puissent y rester plongés dans la vapeur de l'eau minérale. Mais ces étuves, formées par la vaporisation naturelle de l'eau minérale, ne présentent pas tous les avantages de celles où elle est réduite à l'état de vapeur, par l'action du calorique développé artificiellement. C'est ce que fait très-bien remarquer M. P. Bertrand, en parlant de ce puissant moyen thérapeutique. — Les bains et douches de vapeur doivent être considérés, dit M. Bertrand, comme une des grandes, des indispensables améliorations à apporter dans les monuments thermaux. Dans la plupart de ceux qui contiennent des bains de cette sorte, la vapeur provient tout simplement de l'eau minérale à sa température native ; elle est dès lors peu active, et complétement insuffisante à fournir des douches. Il faut, pour donner aux bains et aux douches de vapeur toute l'énergie d'action dont ils sont susceptibles, que l'eau minérale soit artificiellement chauffée, en sus de sa chaleur naturelle. Le Mont-d'Or, ajoute-t-il, possède des bains et des douches de vapeur sur une grande échelle; et, pour le dire en passant, depuis leur création, le nombre des guérisons et la proportion de temps dans laquelle l'amélioration s'opère, ont singulièrement gagné. L'eau thermale est chauffée dans de grandes chaudières placées en dehors de l'édifice....; elles sont séparées par un espace de quelques pas seulement des salles de bains. Malgré la courte distance à franchir, et quoique les appareils soient bien conditionnés de tous points, la vapeur fournie par l'eau en ébullition n'a plus que 75° centigrades à l'orifice des douches; et jamais, aux points les plus élevés de l'étuve, le thermomètre ne dépasse 50°, alors même que la vapeur est le plus dense, et que les parois des salles ont été échauffées depuis plusieurs semaines. Ce fait démontre donc la nécessité de chauffer l'eau thermale, pour obtenir des bains, mais surtout des douches de vapeur susceptibles d'un peu d'énergie dans leurs effets (1).

Dans l'établissement thermal d'Allevard, les bains et douches de vapeur sont susceptibles d'être administrés de manière à agir avec toute l'énergie désirable, puisque l'eau minérale y est chauffée jusqu'à l'ébullition, dans des chaudières spéciales d'où la vapeur s'échappe par sa propre force élastique, pour aller se répandre ensuite dans les cabinets d'étuve et dans les cabinets à doucher.—Cette vapeur, indépendamment de l'élévation de sa température, qu'on peut

---

(1) P. Bertrand, *Voyage aux eaux des Pyrénées*, p. 405 à 407.

porter au plus haut degré supportable par les malades, possède encore, comme nous avons eu l'occasion de le dire dans une autre partie de ce travail, une action spécifique très-énergique, due à la grande quantité de principes sulfureux tenus en dissolution dans l'eau minérale, et qui s'en échappe avec d'autant plus de facilité pendant l'ébullition, que l'acide sulfhydrique y est libre et non combiné avec des bases.

La vapeur de l'eau sulfureuse d'Allevard peut, du reste, être administrée à des températures très-variées. Comme elle est chauffée artificiellement, on peut en modérer l'émission de manière à avoir une étuve tiède, une étuve chaude ou une étuve très-chaude. D'où il suit que, non-seulement les malades ont l'avantage de s'habituer peu à peu à des températures énergiques en y arrivant d'une manière graduée, mais encore qu'on peut appliquer ce moyen à un très-grand nombre de maladies, en employant des bains d'étuve ou des douches à vapeur à toutes les températures admissibles pour cet usage.

L'action thérapeutique de la vapeur d'eau minérale est très-différente, en effet, suivant le degré de chaleur où elle se trouve quand elle est en contact avec la peau. A une faible température, elle peut devenir en quelque sorte sédative; très-fortement échauffée, elle est au contraire puissamment excitante et sudorifique.

C'est ici le cas de faire observer qu'on supporte plus facilement la chaleur élevée d'une atmosphère de vapeur, ou celle de l'air fortement échauffé, qu'un même degré de température communiqué à l'eau liquide. L'expérience démontre tous les jours qu'on peut séjourner dans une étuve élevée à 50° centigrades et au delà, tandis qu'on ne pourrait supporter plus de quelques secondes l'action d'un bain ordinaire porté à cette même température. On explique cette différence en disant que les liquides, par leur plus grande densité, comparée à celle des vapeurs et des gaz, présentent au contact du corps un plus grand nombre de molécules dans une étendue déterminée : d'où résulte que la soustraction ou l'addition du calorique doit se faire avec plus d'énergie. Peut-être cette différence tient-elle aussi à ce que la peau transpire activement dans une atmosphère d'air chaud ou de vapeur brûlante; ce qui doit produire une diminution de chaleur causée par l'évaporation de la sueur, laquelle compense quelque peu la température élevée due au contact de l'atmosphère d'air ou de vapeur.

Le bain de vapeur ne peut guère être pris et ne se prend pas d'ordinaire au-dessous de la température des bains domestiques. En cet état, son action est plutôt sédative qu'excitante. On l'élève ensuite à 38 ou 40° centigrades, puis à 42 et 45°. Pour certains tempéraments qui peuvent supporter une vive excitation, on va quelquefois jusqu'à 50 et même à 55°. En général, il ne faut pas débuter brusquement par une température élevée; c'est une pratique sage et prudente de commencer par de la vapeur tiède et d'augmenter ensuite graduellement sa température, en la laissant successivement arriver en plus grande quantité, par l'ouverture des robinets disposés à cet effet dans le cabinet de bain.

Quant aux douches de vapeur, voici ce que nous trouvons à leur égard dans un ouvrage spécial, résultat de l'observation pratique dans un établissement de la capitale (les *Néothermes*), où l'on administre la vapeur d'eau, pure ou médicamenteuse, sous toutes les formes : « Les douches de vapeur s'administrent à l'aide d'un tuyau mobile d'une certaine longueur, et auquel on peut faire subir tous les mouvements possibles. A son extrémité libre s'adapte un robinet que l'on ouvre plus ou moins, afin de déterminer à son gré la force ou l'étendue de la colonne de vapeur.

» Pendant que le malade est debout ou couché sur un banc, on ouvre le robinet de la douche : la vapeur sortant avec force, est dirigée sur la partie souffrante; on a soin de promener cette colonne sur les divers points, dans la crainte que, frappant trop longtemps sur un espace très-circonscrit, elle n'excite trop cette partie. On la tient aussi à une distance plus ou moins éloignée, qui se mesure par l'effet que l'on veut produire. Dans les cas qui nécessitent une forte douche, il est bon de recouvrir la partie malade d'un morceau de flanelle, afin de concentrer le calorique. S'il s'agit d'augmenter l'action de la douche en condensant la vapeur, ou s'il faut soustraire quelque organe à son action, par exemple, lorsque ce jet de vapeur est dirigé sur le visage, on doit se servir d'un entonnoir en caoutchouc, qui circonscrive exactement par son sommet la partie à doucher, tandis que sa base, largement évasée, reçoit la colonne de vapeur et la condense. Les effets de la douche de vapeur sont, du reste, subordonnés à sa durée et à sa force [1]. »

---

(1) C. Lambert, *Traité sur l'hygiène et la médecine des bains russes et orientaux*. Paris, 1836, pag. 63-64.

La durée des bains de vapeur doit être relative à leur température, en même temps qu'au sexe, à l'âge, au tempérament, à la constitution et à l'état de force ou de faiblesse du malade. — Ce que nous avons dit à l'égard des bains d'eau liquide s'applique de tous points aux douches et aux bains de vapeur. Quand la vapeur n'est pas plus chaude que les bains d'eau tiède, ou bien que son *maximum* dépasse très-peu ce degré tempéré, on peut y séjourner sans danger trois quarts d'heure et même une heure entière. —Il n'en est plus de même si le bain devient très-chaud, comme à 42 ou 45°. Il est difficile de le supporter plus de quinze à vingt-cinq minutes; on ne saurait y rester longtemps à 50 ou 55°. — Du reste, comme tout cela est relatif à l'individu, on ne peut poser à cet égard des règles bien fixes. C'est au médecin inspecteur de déterminer la température comme la durée des bains. Toutes ces remarques s'appliquent, du reste, aux douches de vapeur aussi bien qu'aux bains d'étuve. En général, cependant, la durée de la douche est moindre que celle du bain.

Durant les bains et douches de vapeur, on peut boire de l'eau minérale froide pour se rafraîchir, ou bien chaude pour favoriser la sueur. Le malade fera bien aussi d'appliquer fréquemment sur les yeux ou sur le front des linges trempés d'eau froide : c'est un excellent moyen de prévenir et d'empêcher les congestions sanguines vers la tête. — Dès que le malade cessera d'être soumis à l'action de la vapeur, il devra être enveloppé soigneusement et porté dans son lit, où il continuera à suer quelque temps encore. L'observation de ce prétexte est plus importante encore après le bain de vapeur qu'après le bain chaud.

Quant à l'utilité des bains et des douches de vapeur, elle est aujourd'hui bien reconnue de tous les praticiens : « Ils constituent, dit M. P. Bertrand, un moyen puissant de médication ; et je suis convaincu que, dans tous les établissements thermaux où ils seront introduits, leur utilité se signalera bientôt, et par le nombre plus considérable des cures obtenues, et par la rapidité avec laquelle elles se prononceront. Il est une foule de conditions dans lesquelles on peut avantageusement les employer. Ainsi, comme révulsives, les douches de vapeur sont utiles dans nombre d'engorgements des viscères abdominaux, d'irritations chroniques des entrailles, du péritoine, du parenchyme pulmonaire. Elles conviennent dans tous ces cas, d'autant mieux qu'elles révulsent puissamment, sans imprimer l'ébranlement souvent douloureux résultant de la percussion des douches liquides. On en obtient de bons effets dans les phlegmasies chroniques du pharynx et du larynx : on la dirige alors tout autour du cou. Le froid habituel des pieds, qui n'est qu'un symptôme des tendances aux concentrations internes ; le rhumatisme ancien et général, ou fixé sur une partie quelconque ; les engorgements articulaires, les empâtements des glandes, certaines névralgies, cèdent en général à cette médication. Les bains de vapeur sont utiles dans les affections rhumatismales ou goutteuses, dans les maladies cutanées, et, enfin, dans tous les cas où, par un appel puissant au dehors, par un changement de direction des fluides, par un déplacement de vitalité, si je puis le dire, on peut espérer de contre-balancer ou de détruire une influence morbide quelconque [1]. »

MOYENS ACCESSOIRES A L'USAGE EXTERNE DE L'EAU D'ALLEVARD.

Ce serait ici le lieu de parler des frictions, du massage, de la percussion musculaire, et surtout de l'emploi alternatif des bains et douches d'eau chaude et des bains et douches de vapeur, avec les bains ou les aspersions d'eau froide ; mais ce serait entrer dans des détails trop longs pour ce travail, et qui ne s'y rattachent pas d'une manière assez directe. Ces détails, d'ailleurs, seraient peu utiles pour les malades ; c'est au médecin inspecteur de l'établissement à donner, sur ce point, à ceux qui pourraient en avoir besoin, tous les renseignements qui leur seront nécessaires.

EMPLOI DE LA BOUE MINÉRALE.

Pour compléter ce que nous avions à dire relativement à l'usage externe de l'eau d'Allevard, nous aurions enfin à parler des boues minérales, qui jouent un rôle assez important dans la thérapeutique de plusieurs établissements thermaux; mais il s'en forme une trop petite quantité près de cette source sulfureuse, pour en tirer un semblable parti. On pourrait cependant appliquer utilement en cataplasmes la boue

---

(1) P. Bertrand, ouvrage cité, pag. 410 et 411.

noire qui se dépose sous l'eau de la galerie : ces topiques auraient sans doute une action résolutive assez énergique dans certains engorgements indolores des articulations, survenus à la suite d'entorse ou de contusion, et dans quelques cas analogues d'origine scrofuleuse. Mais il ne serait pas sans danger de les employer, si ces affections locales avaient pour cause une maladie de nature rhumatismale : leur action répercussive pourrait déplacer le principe du mal, et compromettre peut-être quelque organe plus important à la vie.

CHAPITRE II.

PROPRIÉTÉS THÉRAPEUTIQUES

DE L'EAU SULFUREUSE ET IODÉE D'ALLEVARD DANS LES MALADIES CHRONIQUES DE LA POITRINE.

Il y a peu d'années encore, des praticiens très-expérimentés doutaient de la puissance médicatrice des eaux minérales. Leurs doutes, leurs préventions, tenaient à ce que beaucoup de médecins des eaux généralisaient trop la vertu curative de leurs sources minérales. Heureusement que les études cliniques consciencieuses, les travaux sérieux de quelques médecins, sont venus démontrer que, si les eaux minérales offraient quelque utilité comme moyen prophylactique, il était évident qu'elles avaient de véritables propriétés curatives dans certaines affections chroniques. Ils ont dirigé tous leurs efforts dans ce but, que leur spécificité était limitée. Ce n'est qu'à l'apparition de ces nouvelles recherches cliniques, appuyées sur des faits positifs, que les préventions se sont effacées et que la science hydrologique a pris le rang qu'elle mérite.

L'expérience a démontré qu'il était plus avantageux, pour les médecins autant que pour les malades, de déterminer d'une manière précise les affections auxquelles les sources s'adressent et les conditions spéciales de leur emploi; car mieux vaut une vertu assurée dans un petit nombre de cas, qu'une action incertaine dans beaucoup de maladies.

Il est donc du devoir de tout médecin des eaux de faciliter, dans chaque cas spécial, le choix d'ailleurs si important de la source minérale qui convient. Indiquer avec netteté et précision comment chaque source minérale se comporte, en présence de divers états morbides auxquels, d'après les faits cliniques bien observés, d'après l'analyse chimique des principes minéralisateurs, on doit supposer que cette eau s'adresse; établir les cas où elle est d'une efficacité bien marquée, ceux où elle n'exerce aucune action, enfin ceux où elle a été nuisible; voilà quelle est la tâche du médecin des eaux, qui doit considérer les sources minérales comme des agents thérapeutiques composés, à la connaissance desquels on ne saurait arriver que par l'expérimentation. Quant aux déductions, elles doivent être toutes basées sur les phénomènes physiologiques et les faits cliniques bien observés.

De même que certains moyens thérapeutiques présentent une tendance d'action plus déterminée pour une seule forme morbide, tel que l'iode, le mercure, le quinquina, etc., de même aussi les thermes d'Allevard possèdent une action spéciale contre les affections *catharrales chroniques*, sans toutefois que leurs propriétés curatives se bornent complétement à cette classe de maladies, car ils trouvent encore leur emploi avantageux dans quelques autres formes morbides.

Quand on compare les analyses des Eaux-Bonnes et celles d'Allevard, on n'est pas étonné de voir ces deux sources minérales produire les mêmes effets physiologiques. De même que les eaux de Bonnes sont tout à fait différentes, par leur composition chimique, de toutes les eaux sulfureuses des Pyrénées, de même les eaux d'Allevard diffèrent complétement de toutes les eaux minérales des Alpes. Il semble que la nature ait voulu être peu prodigue de ces sources si précieuses dans une maladie si fréquente et si rebelle aux agents thérapeutiques. Si l'expérience, l'observation clinique, n'avaient pas, par des faits si nombreux, si positifs, démontré les propriétés curatives des eaux d'Allevard dans les affections chroniques de la poitrine, la comparaison seule de la température, de la composition chimique presque identiques de ces deux eaux minérales, tels que les travaux analytiques des chimistes l'ont démontré, suffirait pour faire voir que leurs effets doivent être les mêmes.

Les eaux d'Allevard, de même que les Eaux-Bonnes, exigent, dans leur emploi sous forme de boissons, les mêmes ménagements et ne doivent être prescrites en commençant qu'à de faibles doses, qu'on augmente progressivement en en surveillant tous les effets. Prises au début d'un rhume, d'une affection catarrhale, on doit les considérer comme une très-bonne tisane béchique, faisant rapidement avorter l'affection. Cette action n'est-elle pas la même que celle qu'attribuait Bordeu aux Eaux-Bonnes, qui les comparait à l'eau de mauve?

Ainsi, sous forme de boisson, les eaux d'Allevard ont une action semblable aux Eaux-Bonnes, et donnent lieu aux mêmes phénomènes physiologiques; mais ce qui établit la supériorité des eaux d'Allevard, c'est que leur abondance est telle, qu'on peut les administrer en bains, en douches de toutes espèces, et sous la double forme d'inhalation de vapeurs sulfureuses chaudes ou tièdes et sous la forme purement gazeuse, permettant d'agir non-seulement sur la muqueuse digestive, mais encore sur toute la surface cutanée et sur toute la muqueuse pulmonaire; tandis que le faible volume de la source de Bonne ne permet que l'usage de la boisson.

Il importe de signaler ici combien la boisson de l'eau d'Allevard est mieux supportée que celle de Bonnes. Tandis qu'à Bonnes on est obligé de donner à certains malades l'eau minérale à la dose de quelques cuillerées seulement, sous peine de voir survenir des accidents d'hémoptysie, les baigneurs peuvent sans crainte en boire une plus grande quantité sans craindre des accidents redoutés à Bonnes.

A quoi doit-on attribuer cette cause? est-ce à la présence de l'acide carbonique dans l'eau d'Allevard, à la moindre élévation au-dessus du niveau de la mer, et par conséquent à la plus faible pression barométrique, que de tels phénomènes physiologiques doivent être attribués? Certainement Allevard, n'étant qu'à un peu plus de quatre cents mètres au-dessus du niveau de la mer, tandis que Bonnes est à plus de huit cents mètres, l'air qu'on y respire est plus lourd. A Bonnes il pèse moins, et la diminution de la pression atmosphérique accélérant davantage la circulation du sang, les battements du cœur deviennent plus fréquents, plus rapides, et les fonctions de la respiration deviennent aussi plus actives ; et comme les malades qui viennent à Allevard et à Bonnes ne respirent qu'imparfaitement sur une surface bien moindre de leurs poumons affectés par la maladie, et qui auraient besoin d'un air moins vif qui calmât cette fonction au lieu de l'activer, il résulte évidemment de cette différence de hauteur qu'à Bonnes les congestions actives doivent être fréquentes, tandis qu'à Allevard elles sont infiniment rares, sinon inconnues. Les phthisiques dont le tissu pulmonaire est hépatisé, dont les bronches capillaires sont obstruées par des produits hétérogènes, montent très-difficilement et ne peuvent respirer à une telle élévation que s'ils sont au repos complet.

Les deux analyses qui suivent parlent assez d'elles-mêmes et indiquent suffisamment que deux eaux si semblables dans leur composition chimique, dans leur température, doivent avoir les mêmes actions thérapeutiques, produire les mêmes résultats, et l'observation clinique, juge impartial et si compétent, a prouvé par des faits nombreux l'identique action de ces deux sources si précieuses pour l'humanité.

ANALYSE DES EAUX-BONNES ET D'ALLEVARD.

EAUX-BONNES. M. O. Henry.		EAU D'ALLEVARD. M. Savoye.	
Gaz acide sulfhydrique ..	0,0055	Gaz sulfhydrique.	0.052
— acide carbonique....	0,0064	— carbonique.	0,022
Azote	traces	Azote.	traces
Carbonate de chaux	0,0048	Carbonate de chaux . . .	0,034
Chlorure de sodium	0,3423	— de magnésie .	0,018
— de magnésium .	0,0044	Chlorure de sodium . . .	0,334
— de potassium...	traces	— de magnésium.	0,068
Sulfate de chaux	0,1180	Sulfate d'alumine.	traces
Silice et oxyde de fer.....	0,0160	— de magnésie . . .	0,065
Matières organiques.....	traces	— de chaux	00,53
Iode....................	traces	— de soude	0,021
		Silice et oxyde de fer . .	traces
		Iode	0,006
Total........	0,6045	Total. . . . . ,	0,668
Température	27°	Température	24°,2

Les eaux sulfureuses d'Allevard agissent, dans les affections chroniques des voies respiratoires et de la surface cutanée, et comme *excitantes* et comme *altérantes*, double action résultant de la présence dans ces eaux du gaz sulfhydrique, de l'iode et des autres principes fixes de cette eau minérale. « La principale » force médicatrice des eaux, a dit avec raison le sa- » vant rapporteur, M. Patissier, dans son remarqua- » ble travail sur les eaux minérales, réside dans » l'excitation qu'elles provoquent dans tout l'orga- » nisme, excitation vivifiante qui s'étend aux liquides » comme aux solides, et dont l'effet se produit parti- » culièrement sur l'organe malade d'après cette loi » de notre économie qui veut que tout modificateur » aille de préférence aboutir à l'organe souffrant ou » à l'organe relativement plus faible. Il résulte géné- » ralement de cette stimulation un mouvement fé- » brile qui, modéré, est souvent favorable; il fait

» passer momentanément à l'état aigu les maladies » chroniques et, en réveillant les mouvements orga» niques frappés d'inertie, il facilite le dégorgement » des vaisseaux qui sont le siége d'une congestion » passive. »

Le traitement par l'eau sulfureuse d'Allevard doit avoir pour effet de déterminer, de développer une excitation générale dans tout l'organisme, s'étendant aux solides comme aux liquides, et dont l'effet doit se faire plus spécialement sentir sur l'organe malade, en observant avec la plus grande attention qu'il faut tenir compte des conditions morbides, de la période de la maladie, de l'âge et du tempérament du malade. si l'on ne veut pas s'exposer à de graves mécomptes.

Cette théorie de l'excitation est séduisante et exige que l'on s'entende sur la valeur qu'on doit attribuer à ce mot. Ainsi, l'*excitation thermale* doit être considérée comme un moyen propre à augmenter l'énergie vitale des organes, à faciliter l'accomplissement des fonctions : une stimulation générale de l'organisme, sous l'influence de laquelle la guérison d'une multitude d'affections liées à un état d'asthénie bien prononcée peut être obtenue. C'est ainsi que, le plus ordinairement, agissent les eaux minérales ; mais cette *excitation douce*, insensible, des organes diffère essentiellement de cette manière d'agir plus brusque, plus énergique, que l'on désigne ordinairement sous le nom d'*excitation*.

A Allevard, cette excitation se manifeste peu à peu, par un surcroît d'activité des organes sécréteurs, tels que l'abondance des sueurs, par l'apparition à la peau d'éruptions de formes variées, auxquelles on a donné le nom de *poussée*, et qui est véritablement l'indice le plus certain d'une heureuse excitation générale, signe précurseur d'une puissante modification imprimée à l'organisme tout entier. C'est alors aussi que commence à se faire sentir l'action altérante des principes minéralisateurs de cette eau, qui doit se continuer encore après que le malade a fini son traitement, et qui amène l'amélioration consécutive au traitement thermal.

Les eaux d'Allevard ont donc évidemment deux actions : l'une *stimulante*, réveillant les forces déprimées par les maladies chroniques, et l'autre *altérante*, agissant chimiquement par un travail lent et qui, quoique peu sensible, tend à rétablir l'équilibre dans les liquides altérés ; et c'est au soufre, à l'iode, etc., que l'on doit attribuer ces deux effets physiologiques et chimiques. « Ces eaux sulfureuses, a dit M.
» Patissier, agissent par la boisson, les bains et l'inha-
» lation, principalement sur deux vastes surfaces :
» sur la muqueuse gastro-intestinale, la muqueuse
» pulmonaire, et sur tout l'appareil tégumentaire.
» Elles excitent ces deux membranes qui, à leur tour,
» réagissent sur les autres organes liés avec elles par
» de nombreuses sympathies, active leurs fonctions
» et modifient leur vitalité. Elles produisent dans
» l'économie une transmutation intime; elles re-
» trempent, en quelque sorte, le corps malade. »

L'effet salutaire des eaux d'Allevard n'est pas toujours immédiat. Il arrive souvent qu'il se produit avec lenteur, et que la guérison n'est complète que longtemps après qu'on a cessé l'emploi des eaux. N'est-il pas évident qu'une maladie qui affecte l'organisme tout entier, ou même qui n'est que locale, mais qui est sous la dépendance d'un dérangement de l'ensemble des fonctions, ne cèdera qu'après le retour de ces dernières à l'état normal? retour qui ne s'effectue ordinairement qu'avec lenteur.

L'étude de l'action thérapeutique des eaux minérales présente donc des difficultés très-compliquées, et mérite, de la part du médecin des eaux, la plus sérieuse attention ; car, s'il en demande la solution seule à la chimie, elle ne lui donnera que des données insuffisantes; s'il veut s'en tenir seulement à l'observation des faits, il tombera dans l'empirisme.

Quoi qu'il en soit, M. Patassier a dit avec raison, en parlant de l'action que les éléments actifs des eaux minérales exercent sur l'économie : « que ces divers » principes agissent, mêlés, combinés, tels que la » nature les a réunis, et de leur action réciproque » doit nécessairement résulter une action médica- » trice différente de celle que chacun possède dans » son état distinct et isolé. »

Composition chimique de l'air des cabinets de bains, de douches, des salles d'inhalation de vapeurs (*vaporarium*) et de la salle d'inhalation gazeuse froide d'Allevard.

Les médecins qui se sont occupés de l'étude des eaux sulfureuses n'ont pas suffisamment dirigé leur attention sur la composition de l'atmosphère dans laquelle respirent les malades qui prennent des bains d'étuve, des douches, et qui séjournent dans les salles de vapeurs sulfureuses.

L'action des émanations sulfureuses n'a pourtant pas été méconnue par tous les médecins. Le professeur Lallemand l'a surtout signalée à l'attention de ses confrères comme un moyen thérapeutique dont on pourrait tirer un parti avantageux. Dans un des comptes rendus de l'Académie des Sciences, ce savant praticien a publié la note suivante, que je crois devoir rapporter :

« Tout le monde sait que les eaux hydro-sulfu-
» reuses sont d'un puissant secours contre toutes les
» affections anciennes des poumons. On connaît, en
» particulier, la réputation des Eaux-Bonnes contre
» tous les cas de cette nature. Mais comment les em-
» ploie-t-on en général ? En bains ; surtout en bois-
» sons. Les Eaux-Bonnes ne s'appliquent que sous
» cette forme, à cause du petit volume de la source.
» Si les eaux sulfureuses sont si utiles contre les
» affections pulmonaires chroniques, appliquées sur-
» tout à la peau ou introduites dans les organes di-
» gestifs, de quelle efficacité ne doivent-elles pas jouir
» lorsqu'elles sont mises en contact immédiat avec
» les tissus mêmes qui sont malades, lorsqu'elles pé-
» nètrent, en un mot, dans les dernières ramifica-
» tions des vésicules aériennes ? Tous les praticiens
» ont senti l'importance de cette action directe, im-
» médiate, et plusieurs ont imaginé divers moyens
» de faire respirer aux malades de l'air chargé de
» principes médicamenteux. J'ai imaginé de faire vi-
» vre, en quelque sorte, ces malades dans l'atmos-
» phère même des eaux sulfureuses, en leur réser-
» vant un immense local, dans lequel la vapeur, ar-
» rivant par en bas et s'échappant par en haut, en-

» tretient la température de 18 à 20 degrés centigra-
» des environ, température qu'on peut, au reste, faire
» varier à volonté, ainsi que la quantité de vapeur en
» circulation.

» Dans le principe, on n'y reste qu'une heure ou
» deux, matin et soir ; mais on s'y habitue bientôt,
» de manière à y rester douze heures par jour, sans
» la moindre incommodité. Sans être médecin, on
» peut facilement imaginer quelle puissante influence
» une médication aussi directe, aussi permanente,
» peut exercer sur les organes affectés. Elle est telle,
» que, dès les premiers jours, les malades en éprou-
» vent un effet sensible.

» En ce moment, il y a dans l'établissement du
» Vernet plusieurs phthisiques qui sont guéris de-
» puis deux ou trois ans et qui y reviennent passer les
» plus mauvais jours de l'hiver, dans la crainte de
» quelque rechute. Plusieurs ont quitté Pise ou Na-
» ples, pour revenir se plonger dans les vapeurs qui
» leur ont été salutaires. Notez bien que je parle ici
» de phthisies tuberculeuses parfaitement constatées
» par l'auscultation ; de phthisies accompagnées de
» sueurs nocturnes, de diarrhée colliquative ; enfin,
» de tous les symptômes qui accompagnent la der-
» nière période de cette terrible maladie, dont le nom
» seul paraît un arrêt de mort.

» C'est donc une révolution à introduire dans la thé-
» rapeutique de ces affections, non-seulement quant
» à l'époque de l'administration des eaux sulfureuses,
» mais encore quant au mode de leur emploi, puis-
» qu'il s'agit de les faire pénétrer jusqu'aux tissus alté-
» rés, comme on applique un topique sur un mal

» extérieur, et cela pendant des journées entières, » s'il le faut, etc. »

Il résulte évidemment de ces réflexions du savant professeur, que l'on doit attacher une grande importance à l'action que les vapeurs sulfureuses exercent sur l'organisme.

De même que l'établissement thermal du Vernet, celui d'Allevard, pourvu d'une source sulfureuse très-abondante, renfermant par litre 34 centimètres cubes de gaz acide sulfhydrique libre, pouvait posséder des salles d'inhalation de vapeurs sulfureuses; aussi me suis-je empressé d'en faire établir dès l'année 1849. De plus, comme cette eau est très-riche en principes gazeux, ainsi que le démontre son analyse, il m'a été facile de recueillir ces gaz qui se dégagent de la source à gros bouillons et de les amener dans une salle d'inhalation dont la température est semblable à celle de l'air extérieur. De là, la création, à l'établissement thermal d'Allevard, de deux espèces de salles d'inhalation.

Dans l'une, l'atmosphère est saturée de vapeurs sulfureuses tièdes ou chaudes, à volonté, semblable à celle du Vernet; dans l'autre, l'atmosphère est froide et purement gazeuse.

Ces deux espèces de salles d'inhalation ont des applications thérapeutiques différentes, suivant les affections morbides, ainsi que l'expérience me l'a démontré.

Les salles d'aspiration de vapeurs sulfureuses sont indiquées dans les cas de catarrhes bronchiques sans expectoration, accompagnés de toux sèche et pénible, dans la phthisie au premier degré, dans l'asthme sec, dans les laryngites et les angines chroniques, tandis que la salle d'inhalation gazeuse froide est employée dans les catharres avec expectoration abondante, la phthisie au deuxième degré, dans l'asthme humide ; toutes les fois, enfin, que l'affection est accompagnée d'une sécrétion abondante.

Les observations qui seront rapportées plus loin en seront la preuve convaincante.

La présence du soufre en nature, à l'état de gaz sulfhydrique, de douches et des salles d'inhalation, se démontre facilement, ainsi que je l'avais indiqué dans mon rapport médical de 1852, et que l'a annoncé M. Patissier dans son rapport général sur les services des établissements thermaux de cette année.

Il suffit de suspendre dans ces salles une feuille d'argent, de cuivre ou de plomb, bien décapée, pour qu'elle noircisse à l'instant même, et de faire passer un courant de cet air dans un appareil-laveur, contenant une solution de sels d'argent ou de plomb, pour obtenir promptement un précipité de sulfure métallique facile à recueillir et à peser.

L'atmosphère des cabinets de douches, des étuves, des vaporarium ou salles d'inhalation de vapeurs, est formée par les vapeurs de l'eau minérale chauffée, comme à l'établissement du Mont-d'Or, dans deux vastes chaudières destinées à fournir la vapeur nécessaire pour chauffer l'eau minérale contenue dans les deux réservoirs, de 1,200 hectolitres de capacité chacun, construits en pierres de taille, hermétiquement fermés et possédant des flotteurs en bois qui s'opposent au contact de l'air avec l'eau minérale et en préviennent l'altération. Une autre précaution très-importante est prise, c'est celle de maintenir ces réservoirs toujours pleins. L'eau minérale y est chauffée par la vapeur qui provient des chaudières et qui circule dans des serpentins placés dans les réservoirs. Cette atmosphère contient encore les gaz qui se dégagent naturellement de l'eau, les principes fixes entraînés avec la vapeur et les vapeurs d'iode de l'eau minérale.

Air des vaporarium ou salles d'inhalation de vapeurs sulfureuses.

Les salles d'inhalation de vapeurs de l'établissement thermal d'Allevard consistent en deux grandes salles voûtées, suffisamment éclairées, et autour desquelles règnent plusieurs gradins en bois sur lesquels les malades sont assis. Ils se placent ainsi sur ces gradins, disposés en emphithéâtre tout autour des salles. Quand on y fait parvenir de la vapeur, elle s'établit par couches de plus en plus chaudes de bas en haut, en sorte qu'il peut exister entre les couches inférieures et les supérieures des différences notables. L'établissement du Mont-d'Or doit au vaporarium parfaitement construit, qu'il possède, la majeure partie des bons résultats qu'y trouvent les malades, et celui d'Allevard doit la réputation qu'il a acquise à ses salles d'aspiration si bien disposées, et dont l'atmosphère renferme des moyens curatifs si puissants dans les affections chroniques des voies respiratoires.

L'atmosphère de ces salles est suffisamment riche en acide sulfhydrique, pour qu'il soit très-facile, non-seulement d'y constater l'existence de ce gaz, mais encore d'en déterminer la quantité. En effet, l'eau d'Allevard, si riche en principes gazeux, verse dans l'air de ces salles une grande quantité d'acide sulfhydrique dont une partie, décomposée par l'oxygène de l'air, donne lieu à un dépôt de soufre sous forme de cristaux, d'une ténuité extrême, qui pénètre dans les poumons à chaque inspiration. Dans ces salles, la quantité du principe sulfureux répandue dans l'air est telle, qu'une pièce de monnaie d'argent prend de suite une teinte brune de sulfure d'argent. Une minute suffit pour que ce phénomène se produise. Après cinq minutes, la coloration est presque noire.

Un malade, placé au milieu de cette atmosphère, y respire un air dilaté, chaud, lui fournissant à chaque inspiration moins d'oxygène que l'air extérieur, du gaz acide carbonique, du gaz sulfhydrique, du soufre extrêmement divisé, disséminé dans cette atmosphère de vapeur provenant de la décomposition de l'acide sulfhydrique par l'oxygène et des vapeurs d'iode, les divers principes salins contenus dans l'eau minérale qui pénètrent ainsi continuellement dans les organes respiratoires pendant le séjour plus ou moins prolongé du malade dans ce milieu.

On conçoit aisément que, pendant que les malades séjournent dans ces salles, les vapeurs composées qui s'y trouvent associées momentanément à un air chaud, dont l'oxygène est appauvri, activent les fonctions de la peau et stimulent doucement les fonctions des poumons, pendant toute la durée du séjour des malades dans cette atmosphère.

Il est certain qu'une atmosphère pareille, contenant un si grand nombre de principes actifs, doit avoir une action puissante sur les organes inspirateurs. En effet, la faculté absorbante de la muqueuse pulmonaire n'est-elle pas plus active que celle du tube digestif? et, comme le dit si bien M. Patissier dans son remarquable rapport à l'Académie : « On ne peut admettre la moindre parité entre les effets d'un médicament réduit en vapeur et mis en contact avec les conduits aériens, et ceux du même agent solide ou liquide ingéré dans l'estomac. Les vapeurs agissent d'abord topiquement sur la membrane muqueuse des voies aériennes ; puis, absorbées et portées dans le torrent de la circulation, elles exercent sur nos humeurs une action spéciale qui varie suivant leurs principes constituants. Ce nouveau mode d'administration des eaux ne peut qu'influer avantageusement sur la thérapeutique thermale dont elle agrandit les procédés ; c'est une voie nouvelle et facile, ajoutée à la boisson et aux bains, pour faire pénétrer dans l'économie les principes *altérants* des sources minérales. »

Lorsque nous traiterons des effets physiologiques et thérapeutiques des vapeurs de ces salles d'inhalation, nous entrerons dans de longs détails sur l'air expiré, le sang, les urines, les sueurs des malades, et les effets de ces vapeurs sur nos organes et les divers appareils fonctionnels. Mais auparavant, nous allons rechercher, dans l'eau de condensation de ces vapeurs, quelle est la nature exacte des sels minéraux qu'elles entraînent avec elles.

Cette analyse quantitative, faite avec soin et répétée plusieurs fois, en donnant à peu près les mêmes résultats dont j'ai pris la moyenne, indique combien l'atmosphère des salles d'inhalation de vapeurs, qui, au premier abord, semblerait n'être composée que de vapeurs sulfureuses, est, au contraire, formée de divers principes composés qui agissent d'abord topiquement sur la muqueuse qui tapisse les innombrables ramifications bronchiques qui se prêtent si bien à l'absortion des vapeurs médicamenteuses, et qui, ainsi que le dit M. Patissier, « absorbées et portées dans » le torrent de la circulation, exercent sur nos humeurs une action spéciale qui n'a pas encore été » suffisamment étudiée et qui doit nécessairement » varier suivant leurs principes constituants. »

Dans un des chapitres suivants, nous verrons que emploi de ces vapeurs exige des règles dans leur application, car l'observation m'a démontré que, pour être utiles et salutaires, elles doivent être employées à une douce température qui en permette l'inhalation prolongée, sans que le malade éprouve de la gêne ou de la douleur dans la poitrine. Si leur température était trop élevée, ces vapeurs détermineraient promptement un sentiment de chaleur dans la poitrine, des crachements de sang, de la fièvre, accidents qui indiquent combien elles seraient nuisibles si elles étaient ainsi administrées.

Résumé de l'analyse :

		cc.
320 litres d'eau ont donné :	acide sulfhydrique . . .	8,90
	acide carbonique. . . .	23,06
Sur 100 parties d'air :	oxygène.	19,35
	azote.	80,65
10 litres d'eau de condensation des vapeurs ont donné :	iode, produits solides : quantité notable.	
	carbonate de chaux.	0,004
	— de magnésie. . .	0,002
	silice.	traces
	sulfate de soude.	0,008
	— de magnésie.	0,004
	— de chaux.	0,003
	— d'alumine.	traces
	chlorure de magnésium. . .	traces
	— d'aluminium. . . .	traces
	— de sodium	0,012
	Total.	0,033

Air de la salle d'inhalation gazeuse froide.

Si les établissements thermaux du Mont-d'Or, d'Amélie-les-Bains, du Vernet, ont obtenu de grands résultats de leurs vaporarium à température élevée, Allevard, par la création de ses salles d'inhalation de vapeurs, en 1849, a vu dès ce moment s'accroître sa réputation, qui depuis s'est développée bien davantage après l'établissement de sa salle d'inhalation gazeuse froide.

Cette salle consiste en une vaste pièce carrée, entourée de banquettes. Au milieu, se trouve une grande vasque surmontée de plusieurs vasques superposées et de plus en plus petites à mesure qu'elles s'élèvent. Au-dessus de la dernière, se dégagent deux jets d'où l'eau retombe, sous forme de pluie, dans la première vasque; de celle-ci, dans l'inférieure, et ainsi de suite jusque dans la dernière où elle se déverse; et au moyen de deux conduits, elle est entraînée au dehors de la salle.

Dans ces chutes successives de l'eau sulfureuse, les gaz amenés de la source avec l'eau se dégagent dans la salle, dont l'atmosphère est tellement sulfureuse qu'une pièce d'argent y devient noire en moins de cinq minutes, et la quantité d'iode y est assez sensible pour y colorer un papier amidonné. Des clefs graduées, placées dans les conduits, permettent d'augmenter ou de diminuer la quantité de gaz que l'on veut faire pénétrer dans cette salle, et servent ainsi de régulateurs; de telle sorte que l'on peut rendre à volonté l'atmosphère plus ou moins sulfureuse.

Les malades qui séjournent dans cette salle ne sont

pas obligés, comme dans les vaporarium, de se déshabiller avant d'y entrer. Ils peuvent s'y livrer à la lecture et les dames y broder, y faire la conversation. Cette salle, dont la température est analogue à celle de l'atmosphère extérieure et ne renferme pas de vapeurs, permettant aux malades d'y entrer à toute heure du jour avec toute espèce de toilette, possède deux conditions très-importantes aux eaux : l'utile et l'agréable.

La composition de cette atmosphère et sa température expliquent très-bien, ainsi qu'on le verra plus loin, les résultats que j'ai obtenus de son emploi dans certaines affections chroniques des voies respiratoires; aussi m'étendrai-je longuement sur l'utilité de cette salle d'aspiration et sur le choix qui doit en être fait pour les malades, suivant la nature et le degré de leurs affections.

L'action produite par cette atmosphère purement gazeuse, et par les vapeurs iodées qui y sont mélangées, a été parfaitement constatée, démontrée par plusieurs médecins de Lyon, tels que MM. de Pollinière, Bonnet, Bouchacourt, Gensoul, Gromier, Teissier, etc., qui, depuis la création de cette salle d'inhalation, l'ont expérimentée sur de nombreux malades.

Effets chimiques de l'inhalation des vapeurs sulfureuses et iodées, du gaz sulfhydrique sur l'air expiré, les sécrétions des muqueuses, des bronches, les sueurs et les urines.

Produits de l'expiration.

L'analyse chimique de l'air des salles d'inhalation

a démontré que l'atmosphère de ces salles contenait : 1° de l'oxygène en quantité moindre que l'air normal, 2° de l'acide carbonique, 3° une grande proportion d'acide sulfhydrique, 4° des vapeurs d'iode, 5° du soufre en cristaux d'une ténuité extrême, 6° et une certaine proportion des sels contenus dans l'eau minérale. On conçoit, dès lors, l'importance qu'il y a de rechercher ce que deviennent ces différents principes lorsqu'ils ont pénétré dans les voies aériennes et, de là, dans l'organisme, si une partie en est rejetée au dehors par l'expiration ; si, au contraire, ils sont absorbés en totalité et ce qu'ils deviennent une fois qu'ils sont dans la circulation ; si le sang, les sueurs et les urines en éprouvent quelques modifications, et s'ils sont éliminés par les sécrétions urinaires et cutanées.

Ce n'est donc que par une série d'expériences, souvent répétées dans les diverses phases des mêmes maladies, que l'on peut arriver à des données presque certaines sur ce sujet de physiologie, de chimie et de thérapeutique thermales si important à traiter.

L'expérience m'a démontré d'une manière positive que l'air expiré par les malades atteints d'affections chroniques de la poitrine contenait d'autant moins d'acide carbonique que l'affection était plus grave. Ainsi, toutes les fois que j'ai fait expirer les malades dans un tube-laveur contenant de l'eau de baryte, il m'a été facile de constater que, dans les catarrhes bronchiques chroniques simples, sans lésions du parenchyme pulmonaire, la quantité d'acide carbonique expiré avait un peu diminué ; que, toutes les fois que l'expectoration était mucoso-albumineuse, d'apparence puriforme, sans que pourtant le microscope révélât la présence des globules du pus, il y avait alors moins d'acide carbonique expiré. Dans la phthisie au deuxième degré, il y a moins d'acide carbonique expiré qu'au premier degré, moins aussi au troisième qu'au deuxième.

Après quelques jours du traitement des catarrhes bronchiques par l'eau d'Allevard, et surtout par l'usage des salles d'inhalation de vapeurs ou seulement gazeuses, la proportion d'acide carbonique expiré augmente, et cela d'autant plus que la toux, les sécrétions diminuent et que la maladie s'améliore. Il en est de même dans la phthisie.

Ces faits sont tellement positifs, que la quantité plus ou moins grande de ce gaz expiré peut servir à faire reconnaître l'état stationnaire, l'amélioration ou l'aggravation de la maladie. Toutefois, il ne faut pas oublier qu'un léger état inflammatoire augmente aussitôt la quantité d'acide carbonique.

Pendant le séjour des malades dans les salles d'aspiration, la quantité d'acide carbonique n'augmente que dans les cas où la respiration de cet air produit de l'excitation.

Le soufre qui pénètre dans les poumons sous les deux états dans lesquels il existe dans les salles d'inhalation, sous la forme de gaz sulfhydrique et de cristaux d'une extrême ténuité, est entièrement absorbé pendant la première heure qu'y passent les malades; à la fin de la seconde heure, si le traitement dure depuis plusieurs jours, l'air expiré en contient quelques traces, et cela d'autant plus que la saturation est plus prononcée. Ainsi, en faisant expirer un malade dans un tube-laveur contenant une solution d'un sel de plomb ou d'argent, pendant la première heure le liquide ne se trouble pas, et ce n'est qu'à la fin de la deuxième qu'il y a un trouble léger. Après un certain nombre de jours, qui varie suivant les malades, alors que la peau exhale une forte odeur sulfureuse par la transpiration insensible, que les urines contiennent une quantité notable de principes sulfurés, l'air expiré, soit pendant le jour, soit pendant la nuit, contient une assez notable proportion de soufre. Il en est de même des crachats. C'est, pour moi, un indice de saturation sulfureuse, et si le traitement est continué, on voit survenir des douleurs d'estomac, la perte d'appétit, le sommeil agité, une constipation opiniâtre ou une diarrhée noire.

C'est au moment où le malade rejette ainsi du soufre avec l'air expiré qu'apparaissent les phénomènes qui indiquent que le malade est saturé de soufre et qu'il faut suspendre le traitement sulfureux. En effet, il arrive un moment où le malade est saturé d'eau minérale, où la boisson, prise avec répugnance, fatigue l'estomac, occasionne de la sécheresse et de la chaleur à la peau, détermine de la faiblesse musculaire et une agitation marquée. Le médecin doit alors faire cesser le traitement, sous peine de voir arriver de graves accidents. Il existe alors une véritable saturation sulfureuse qui explique le défaut de tolérance pour ce médicament. Dans ce moment, le soufre détermine une sorte d'intoxication dont une nouvelle dose trouble gravement les fonctions de l'organisme.

Ce degré de saturation varie beaucoup, et l'âge,

le tempérament, le régime, la maladie influent beaucoup sur ce phénomène.

En parlant des sueurs et des urines, on verra ce que devient une partie du soufre ainsi absorbé.

Nous avons vu que l'air des salles d'inhalation contenait une certaine quantité de vapeurs d'iode. Les poumons les absorbent complétement et, quelle que soit la durée du séjour des malades dans ces salles d'inhalation, il est impossible de reconnaître que l'air expiré dans un tube-laveur contenant une solution de carbonate de potasse pur en renfermait un atome, preuve évidente qu'elles sont entièrement absorbées et versées dans la circulation.

Produits de l'expectoration.

Dans son remarquable travail sur les différentes humeurs animales, considérées dans leur état physiologique, M. Andral s'est exprimé ainsi : « Sur les » membranes muqueuses encore plus qu'à la peau, » on trouve presque toujours à la fois des liquides de » plusieurs sortes et ordinairement de réaction diffé- » rente. De là une certaine difficulté pour démêler » dans cette association de liquides la réaction qui » appartient à chacun d'eux, de là des chances d'er- » reurs qui n'ont pas toujours été évitées. »

On comprend qu'il n'est pas toujours facile d'apprécier les réactions des muqueuses bronchiques, et cependant, malgré ces difficultés, mes observations répétées m'ont démontré que, dans toute leur étendue et à l'état sain, les membranes muqueuses de la bouche, du pharynx, des bronches, fournissent, comme la peau, un principe acide. Ce principe existe dans le liquide transparent et sans globules que ces muqueuses séparent du sang dans leur état physiologique. Mais, dans toutes les affections catarrhales chroniques de ces muqueuses, le mucus clair qu'elles fournissent à l'état normal, remplacé alors par une matière opaque contenant des globules, ne donne plus une réaction acide, mais au contraire une réaction alcaline très-prononcée.

Ainsi, dans le coryza chronique, le mucus puriforme fourni par la muqueuse des fosses nasales est très-fortement alcalin.

Dans la bronchite chronique, les produits de l'expectoration présentent parfois deux réactions, acide et alcaline, réunies souvent dans le même crachat. La partie transparente claire est acide, les parties opaques, au contraire, sont alcalines, et ces deux réactions restent indépendantes l'une de l'autre.

Pendant le traitement sulfureux, les sécrétions des bronches deviennent alcalines par la combinaison du soufre inspiré qui se combine avec la soude du sérum du sang et passe à l'état de sulfure de sodium, état dans lequel on le trouve combiné dans les crachats. Quelquefois c'est à l'état de sulfure de potassium, mais rarement, qu'il a été trouvé par le docteur Clerc dans ses études pathogénésiques sur la salle d'inhalation gazeuse. Parfois les crachats contiennent une proportion assez forte d'albumine et d'albuminate de soude.

Après un nombre de jours qui varie suivant l'âge, le tempérament, le degré de la maladie, la force du malade, au moment où l'économie paraît saturée de soufre, que l'air expiré en contient, les crachats prennent l'odeur du soufre et il est facile de le constater. C'est un indice très-bon pour faire suspendre le traitement; et, dès que le malade a passé au repos complet, on ne retrouve plus de soufre ni dans l'air expiré ni dans les produits de l'expectoration. L'état de saturation a alors disparu.

Effets physiologiques produits sur les divers appareils fonctionnels de l'organisme.

Respiration, mouvements du cœur, hématose.

Porté directement sur les poumons par l'inhalation, le gaz sulfhydrique détermine sur ces organes un effet sédatif marqué lorsque son action n'est pas trop prolongée. M. Trousseau avait déjà constaté ce fait. L'inhalation du gaz sulfhydrique respiré pendant un temps peu long et à divers intervalles, pendant la journée, calme la toux des malades et exerce une sédation très-marquée sur les mouvements du cœur. Ainsi les malades chez lesquels il existe, en même temps que l'affection des poumons, un état morbide du cœur, une lésion organique accompagnée de palpitations, l'inhalation gazeuse diminue ces battements du cœur et contribue ainsi à atténuer l'affection des poumons en diminuant la quantité du sang que le cœur envoie à ces organes. Les accidents hémoptysiques diminuent de fréquence, de quantité, sont calmés rapidement sous l'influence de l'inhalation pas trop prolongée de ce gaz, et répétée à diverses reprises pendant la journée.

La sédation sur les mouvements du cœur, sur la circulation, se manifeste également quand bien même cet organe n'est point affecté, et l'on comprend dès lors le bien-être qui peut résulter pour les poumons de ce ralentissement de la circulation et par conséquent de l'afflux sanguin sur ces organes, lorsqu'on sait, d'après les belles recherches de M. Magendie, que le gaz sulfhydrique s'opposant aux phénomènes de l'hématose, les phlogoses chroniques pulmonaires n'ayant plus d'aliments capables de les entretenir, les parties du parenchyme pulmonaire qui entourent les tubercules, et qui sont le siége si fréquent de fluxions phlegmasiques, perdent peu à peu, sous l'influence de ce gaz, ces dispositions fluxionnaires et tendent à reprendre leur état normal.

Le célèbre professeur du collége de France a démontré que l'acide sulfhydrique et le sulfate de soude exercent une action fluidifiante manifeste sur les matières mucoïdes et albuminoïdes. On comprend, dès lors, que dans les parties du poumon engouées, que dans l'engorgement du parenchyme pulmonaire, des capillaires sanguins, des bronches, des vaisseaux lymphatiques de ces organes, le gaz sulfhydrique, le sulfate de soude, le soufre, les vapeurs d'iode, portés directement sur ces parties, dans un état de division extrême, comme ils le sont dans l'inhalation, ces organes doivent en éprouver assez rapidement une action fluidifiante et qu'ils peuvent alors ou rejeter au dehors ou faire rentrer dans la circulation les liquides et les solides qui les obstruaient, et, par conséquent, ces engorgements peuvent se résoudre. Ces principes, d'ailleurs, ont eux-mêmes une action bien plus remarquable sur les globules du sang. Tous les praticiens savent que les affections chroniques, surtout celles du poumon, qui agissent directement sur l'hématose, modifient l'état des globules sanguins, qu'ils perdent rapidement leurs propriétés et leurs formes en altérant l'élément globulaire, et que la santé en est fâcheusement impressionnée. L'inhalation du gaz sulfhydrique, des cristaux extrêmement fins, de soufre, de sulfate de soude, rétablissent peu à peu les propriétés et les formes des globules sanguins dont ils reconstituent l'élément globulaire. C'est principalement au moyen du microscope qu'il m'a été permis de suivre cette action sur le sang des malades en répétant tous les cinq jours mes expériences sur leur sang, en tenant note exacte des phénomènes observés.

L'usage prolongé de la boisson sulfureuse, des bains surtout s'ils sont de plusieurs heures, a une action tout à fait opposée à celle du gaz sufhydrique. Dans ce cas, il faut surveiller les malades, car le soufre stimule l'appareil sanguin et l'on ne doit en user qu'avec réserve chez les sujets à tempéraments sanguins et nerveux, à constitutions plétoriques, irritables.

Dans les maladies organiques de l'appareil circulatoire, telles que les lésions des valvules, les anévrismes, les hypertrophies du cœur, l'usage de l'eau d'Allevard, prise en très-petite quantité à l'intérieur, celui des bains à température douce, produisent, au contraire, une sédation marquée de la circulation. L'inhalation des vapeurs sulfureuses à température de 18 à 20 degrés calme les accidents hémoptysiques qu'elle provoquerait, au contraire, si leur température était plus élevée.

Cet effet sédatif s'observe également dans l'asthme qui coexiste avec une altération organique du cœur et des gros vaisseaux, ainsi que dans la phthisie pulmonaire avancée.

Il faut se tenir en garde contre l'excitation thermale et empêcher qu'elle ne se développe chez certains malades alors que l'on soupçonne une disposition aux phénomènes fluxionnaires. Dans ces cas, l'excitation semble produire une amélioration de l'état général, qui n'est qu'un mieux trompeur suivi bientôt d'accidents très-graves; dans ces cas, le travail pathologique, qui continue sourdement sa marche, reçoit de cette excitation un surcroît d'activité, et à l'amélioration produite succède rapidement une aggravation des symptômes morbides.

Fonctions de la peau.

Les préparations sulfureuses sont employées depuis les temps les plus reculés contre les maladies cutanées ; et si les eaux sulfureuses, si puissantes contre quelques-unes de ces affections, n'ont pas toujours réussi, ce qui a fait dire à M. Patissier que le soufre a aggravé plus de maladies cutanées qu'il n'en a guéri, c'est qu'on a trop généralisé leur action. En effet, les nombreuses observations que m'ont fournies les maladies venues à Allevard pour y être traitées, m'ont appris que les eaux sulfureuses ne pouvaient réussir que lorsque ces affections étaient liées à une diathèse, au tempérament lymphatique ou scrofuleux, à des troubles des fonctions digestives.

Dans les cas où les affections cutanées sont entées sur un sujet lymphatique, syphilitique ou scrofuleux, l'eau sulfureuse ne peut être employée que concurremment avec les moyens thérapeutiques appropriés à la nature de ces complications. C'est ainsi que l'excitation générale déterminée dans tout l'organisme aide puissamment à l'action du mercure, de l'iode, des amers, etc.

Dans certaines affections graves de l'organisme, lorsqu'on soupçonne qu'elles peuvent reconnaître pour cause la rétrocession d'un virus quelconque, la fluxion spécifique sur la peau que détermine le soufre, et qui ramène à la surface une affection dartreuse, herpétique, explique encore dans ce cas l'heureuse action de l'eau sulfureuse.

Très-souvent, le traitement sulfureux semble, pendant un certain nombre de jours, ne donner lieu à aucun phénomène remarquable, lorsque tout à coup une exacerbation de la maladie se manifeste, elle s'étend, et revêt tous les caractères de l'état aigu; c'est alors qu'apparaissent les phénomènes de la poussée dont nous allons parler bientôt. Alors on suspend le traitement et les choses reprennent leur état habituel; le traitement recommence; quelquefois, mais rarement, le mal disparaît pendant le séjour du malade aux eaux; le plus souvent, il n'y a qu'une amélioration légère; d'autres fois, au contraire, le mal paraît plus grave, le malade s'en va mécontent, mais la guérison arrive enfin. Dans d'autres cas, il survient des sueurs critiques abondantes, un flux hémorrhoïdal, avec l'apparition desquels finit la maladie.

De la poussée.

Dans les phénomènes produits par l'eau sulfureuse

d'Allevard sur les divers appareils fonctionnels de l'organisme, nous avons parlé de la *poussée* que détermine chez beaucoup de malades le traitement par cette eau sulfureuse. Je crois très-utile d'entrer, sur ce sujet si important de la thérapeutique thermale, dans des détails qui démontreront que ce phénomène exige, de la part du médecin des eaux, une attention sérieuse. Ainsi, nous avons vu que l'influence des bains sulfureux était telle, que, en provoquant une fièvre artificielle, ils déterminent la fluxion critique sur la peau. Cette crise est manifestée non pas seulement par des sueurs, mais par tous les phénomènes si remarquables qui caractérisent la *poussée*.

La poussée est une fluxion vive à la peau, accompagnée par un érythème plus ou moins étendu, par une éruption miliaire papuleuse, quelquefois par une éruption d'urticaire ou de vésicules confluentes douloureuses. Chez quelques malades, la poussée arrive après quelques jours de traitement; chez d'autres, au contraire, il faut augmenter d'une manière progressive la durée des bains. A Allevard, ce phénomène fluxionnaire arrive sans que l'on soit obligé d'élever la température des bains. Il n'en est pas de même dans d'autres établissements thermaux, où l'on élève très-haut la température. Un pareil traitement a déterminé des accidents très-graves chez certains malades, qui ont été victimes de l'empirisme de quelques médecins qui, sans tenir compte de l'âge, du tempérament, de la constitution, des antécédents des malades, de leur état morbide, emploient la même médication indistinctement pour tous.

Le médecin ne doit donc pas persister dane l'emploi

des bains prolongés et à haute température, si la poussée ne survient pas. Il doit alors avoir recours aux douches, dont l'action est bien différente de celle des bains. En effet, pendant la durée d'un bain chaud de plusieurs heures, le calorique, qui tend à se dégager du corps du malade, s'accumule sans pouvoir se dégager au dehors, les sécrétions de la peau étant interrompues et l'eau fournissant au corps plus de calorique qu'elle ne lui en soutire, la température du bain étant plus élevée que celle du corps, il en résulte évidemment un trop plein artificiel qu'accroît encore l'absorption d'eau par la surface de la peau. Si l'on ajoute encore à ces causes d'excitation celle fournie par le soufre et les principes contenus dans l'eau minérale, on voit que l'on n'a pas seulement déterminé une excitation locale sur la peau, mais bien une excitation de tout l'organisme.

La douche, qui n'exerce son action que pendant un temps très-limité, ne donne pas lieu à la pléthore dont je viens de parler; elle produit bien une excitation générale, mais, comme on peut la graduer facilement par la température plus ou moins élevée de l'eau, et qu'on peut aussi la diminuer et la soustraire même par la transpiration immédiatement après la douche, on conçoit dès lors qu'il est facile de prévenir les accidents d'une excitation trop vive, et que, si l'usage des bains prolongés à température moyenne ne suffit pas, on peut sans crainte avoir recours à la douche. Malgré cela, toutes les eaux ne sont pas aptes à déterminer les phénomènes de la poussée, et l'on ne doit considérer en thérapeutique thermale comme la seule véritable *poussée* critique pouvant influencer d'une manière heureuse un état morbide quelconque, que la *poussée* dont les phénomènes caractéristiques se développent naturellement sans l'usage de moyens excitants particuliers.

Effets physiologiques et thérapeutiques de l'eau d'Allevard dans les affections catarrhales chroniques des muqueuses pulmonaires.

Etudes pathogénésiques des salles d'inhalation de vapeurs.

La grande richesse de l'eau d'Allevard en principes sulfureux et iodés explique facilement quelle doit être l'action de ces principes minéralisateurs sur l'économie, et l'expérience m'a démontré quels étaient leurs effets physiologiques sur les systèmes cutané et muqueux.

Les effets sympathiques qui s'exercent entre la peau et les membranes muqueuses méritent la plus sérieuse considération de la part du médecin, car ils jouent un rôle de première importance dans la production des maladies de ces membranes, comme aussi dans leur marche et dans les moyens de traitement qu'on leur applique.

Comment n'en serait-il pas ainsi, puisque les muqueuses ne sont pour ainsi dire que la continuation de l'organe cutané, réfléchi dans toutes les cavités qui viennent s'ouvrir à la surface du corps et qui les tapissent dans toute leur étendue?

Quand la partie de l'organe cutané, qui forme la face extérieure du corps, vient à cesser ses fonctions, ou qu'elle se trouve seulement modifiée dans son état physiologique, sous l'influence du froid, par exemple, celle qui tapisse les cavités du corps devient sympathiquement plus active; son système capillaire sanguin passe à un état de turgescence, lequel, en se prolongeant, dégénère en une véritable inflammation. C'est ainsi que le refroidissement de la peau, la suppression des sueurs, déterminent très-promptement l'inflammation des muqueuses.

De toutes les muqueuses, aucune ne se trouve plus influencée que celle des voies aériennes par les changements qui surviennent à la peau. Qui ne sait que le coryza, la pharyngite et la bronchite sont le résultat le plus ordinaire du refroidissement de l'organe cutané? Les sympathies qui donnent lieu à cette réaction de la peau, pour la production des flegmasies des muqueuses, se retrouvent encore et agissent d'une manière analogue quand on applique à cette enveloppe extérieure du corps des substances qui peuvent modifier son action physiologique. C'est ainsi que toute irritation de l'organe cutané, déterminée par l'application d'un révulsif, tend à diminuer d'autant l'état inflammatoire des muqueuses, et particulièrement de la muqueuse pulmonaire, membrane que l'observation nous a appris correspondre plus directement avec la peau.

Comment, après cela, ne pas comprendre que l'emploi thermal des eaux sulfureuses, et, en particulier, de l'eau d'Allevard, traitement qui exerce une action si puissante sur la peau, n'ait pas une semblable action sur la muqueuse pulmonaire?

La muqueuse pulmonaire, ainsi que nous l'avons démontré, indépendamment de ce qu'elle a des sympathies plus puissantes que les autres membranes analogues avec la peau, se trouve encore influencée directement, soit par les vapeurs sulfureuses, soit par les émanations iodées que respirent les malades pendant le traitement thermal.

Les affections catarrhales des muqueuses constituent rarement des états morbides simples et sont liées souvent à des maladies constitutionnelles complexes; mais, quelle que soit leur nature rhumatismale, scrofuleuse ou herpétique, le traitement sulfureux est également indiqué, seulement le mode varie. Le catarrhe rhumatismal, le catarrhe muco-albumineux et même puriforme avec boursouflement muqueux, granuleux de la scrofule, le catarrhe fluxionnaire érythémateux, se trouvent bien des eaux sulfureuses. De là l'importance très-grande pour le médecin de rechercher quelle a pu être la cause de l'affection catarrhale, quelle est sa nature. Cet examen doit être considéré comme très-utile, et j'ai eu trop souvent à m'en louer pour que, à l'arrivée de chaque malade à l'établissement, je ne manque pas de me livrer à un examen minutieux des actes antérieurs de la vie de chaque malade.

J'interroge ses anciennes habitudes, les maladies qu'il a éprouvées, le genre de travail auquel il s'est livré et les antécédents de sa famille. Il est rare que cet examen, renouvelé à plusieurs reprises, ne me mette pas sur la voie de la cause principale qui, sans cela, serait restée inconnue. Une fois la cause reconnue, et le tempérament et la constitution du malade bien étudiés, je prescris le traitement qui doit être employé.

Les affections catarrhales chroniques peuvent être

liées à trois causes diathésiques principales : 1° diathèse rhumatismale scrofuleuse et herpétique, donnant lieu à une expectoration différente et caractéristique ; ainsi le catarrhe rhumatismal produit une sécrétion mucoso-séreuse qui succède à des quintes de toux sèche et qui ne devient humide qu'à la fin de la quinte. Le catarrhe, lié d'abord à la scrofule, donne lieu à une sécrétion mucoso-albumineuse et puriforme avec le boursouflement granuleux de la muqueuse, qui appartient à la scrofule, et que l'on observe si bien dans les pharyngites granuleuses.

Le catarrhe dû à la diathèse herpétique a pour caractère la fluxion sèche de la muqueuse ou quelquefois la fluxion des follicules de la muqueuse accompagnés d'une sécrétion glaireuse. Dans ces différents catarrhes pulmonaires, l'indication des eaux sulfureuse est la même, et c'est là où est leur utilité spéciale, leur véritable triomphe ; seulement le mode d'administration diffère, ainsi qu'on va le voir.

« Le catarrhe pulmonaire rhumatismal, dit M. As-
» trée, pourrait être traité avec avantage dans les
» divers établissements thermaux où l'on guérit le
» rhumatisme, quelle que soit la nature de l'eau ;
» seulement le succès sera plus certain, plus rapide
» par une eau sulfureuse, à cause de la modification
» hypercrinique toute spéciale du soufre sur la peau
» et la muqueuse bronchique. » La double action excitante et altérante de l'eau sulfureuse d'Allevard en fait en quelque sorte un spécifique physiologique et thérapeutique qui agit, et sur la surface cutanée, et sur toute la muqueuse, non-seulement pendant le traitement thermal, mais encore longtemps après

qu'on a cessé l'usage des bains, des douches, etc. Ainsi, pour combattre cette forme catarrhale, l'eau sera prise en boisson, les bains devront être un peu chauds; les douches, les bains de vapeur, en provoquant une forte dérivation sur la peau, en déterminant des transpirations abondantes, déplaceront la fluxion, et si à ce traitement dérivatif vient se joindre le séjour prolongé des malades dans les salles d'inhalation de vapeurs sulfureuses qui agissent directement sur les muqueuses malades, on conçoit facilement que ce traitement devra nécessairement conduire à de très-bons résultats.

Le catarrhe chronique, dû à une diathèse scrofuleuse, exige un autre traitement, et présente encore une forme morbide contre laquelle l'eau sulfureuse d'Allevard a une action toute spéciale due à la présence de l'iode contenu dans cette eau minérale, qui en fait un moyen thérapeutique altérant très-puissant. Les bains seront plus prolongés, et les douches, fréquentes, sans être suivies de fortes transpirations. Les malades séjourneront de préférence dans la salle d'inhalation gazeuse. Dans ces cas de pharyngite granuleuse, les malades se trouvent très-bien de l'usage de douches tièdes d'abord, puis froides plus tard, dirigées directement sur la muqueuse pharyngienne. L'action de ces douches locales directes est aidée par la dérivation que produisent les douches chaudes administrées sur la nuque et autour du cou. Ce traitement ne tarde pas à faire diminuer les granulations, puis le boursouflement de la muqueuse. Pour cela, le traitement thermal exige au moins un mois de séjour pour le malade. Ces injections réussissent également très-bien chez les enfants atteints de pharyngite chronique avec hypertrophie des amygdales. Chaque année, il vient à Allevard un grand nombre de ces enfants qui, sous l'influence du traitement thermal, guérissent rapidement. Le catarrhe pulmonaire chronique, lié à la diathèse herpétique, est beaucoup plus fréquent qu'on ne le croit ordinairement. Combien de fois ai-je vu des eczémas, des psoriasis, des impétigo, même des lichens, survenir chez des malades à Allevard, alors que le traitement thermal provoquait chez eux une très-forte poussée! Interrogés par moi, ils avouaient alors avoir eu dans le temps quelque chose à la peau qui avait disparu, et c'est ainsi que, en rappelant leurs souvenirs, ils reconnaissaient que leur toux datait de la disparition de cet exantium.

En relisant les nombreuses observations que j'ai recueillies, je suis étonné de cette fréquence alternative de dartres et de catarrhes. Ces catarrhes s'accompagnent ordinairement d'une sécrétion visqueuse peu abondante, ressemblant assez bien à une solution de gomme arabique et succédant à une toux sèche, pénible, accompagnée de dyspnée assez fréquente. Dans ces cas, les follicules seuls de la muqueuse, qui prend une coloration lie de vin, sont hypertrophiés. C'est dans les fosses nasales, le pharynx, la bouche, alors que la muqueuse de ces parties est atteinte, que l'on peut voir cette coloration et cette hypertrophie, qui sont pour moi, avec la sécrétion gommeuse, les vrais caractères de cette affection catarrhale. Ces faits m'ont conduit à admettre que, de même que la surface cutanée était le siége d'affections dartreuses, herpétiques, de même les muqueuses pouvaient en être aussi atteintes. D'ailleurs, ne voit-on pas souvent à la surface du corps des dartres humides ou sèches exister en même temps que ces toux sèches, ces asthmes secs, ces chaleurs sèches, ces sensations d'aridité dans la poitrine dont se plaignent alors les malades? Tous ces phénomènes n'indiquent-ils pas de la manière la plus positive qu'il peut exister des affections herpétiques sur les muqueuses bronchiques, comme on les remarque sur la surface cutanée? N'est-ce pas dans ces cas où l'eau d'Allevard, si puissante contre les affections cutanées, doit être considérée comme un véritable spécifique qui agit sur la peau par les bains et sur la muqueuse pulmonaire par l'inhalation des vapeurs sulfureuses et des autres principes altérants qui sont entraînés avec ces vapeurs et qui, absorbés par la muqueuse, passent rapidement dans la circulation, après avoir exercé sur la muqueuse un véritable effet topique. Les bronchorrées, affections essentiellement chroniques, sont le plus souvent liées au rhumatisme, aux dartres.

Le catarrhe chronique n'est pas toujours lié à une diathèse; il succède quelquefois à une inflammation aiguë qui a laissé après elle une irritation de la muqueuse avec sécrétion trop abondante. Cette forme catarrhale est encore plus facile à guérir que les précédentes.

CHAPITRE III.

CLINIQUE.

La pharyngite est une maladie très-commune et contre laquelle la médecine échoue souvent; aussi les malades vont-ils aux eaux sulfureuses chercher une médication plus efficace.

Comment en serait-il autrement, lorsqu'on voit si souvent cette maladie liée à une diathèse herpétique, accompagnant des maladies cutanées ou y succédant?

Les nombreuses guérisons que j'ai obtenues de cette maladie si rebelle, si réfractaire à la médecine, exigent que j'expose ici le mode de traitement que j'ai employé si souvent avec tant d'avantage.

Dans la pharyngite granuleuse, la muqueuse prend une coloration lie de vin; elle est tuméfiée et, sur plusieurs points, ses follicules hypertrophiés soulèvent la muqueuse, qui prend alors un aspect inégal et gauffré; le malade éprouve, non-seulement de la chaleur et de la cuisson, mais il éprouve continuellement le besoin d'expectorer, de chasser au dehors des mucosités glutineuses difficiles à éliminer.

L'usage de la boisson de l'eau minérale, comme on le fait à Bonnes, est insuffisante, et les nombreux malades que nous avons vu venir à Allevard, après avoir vainement fait usage de ces eaux, en démontre bien évidemment l'inefficacité. Cependant l'eau minérale en boisson ne doit pas être négligée, car elle doit avoir une action altérante, modificatrice du principe dartreux, qui, combinée avec l'usage des bains, des gargarismes, des douches, doit nécessairement entrer pour une part dans les effets de la médication sulfureuse.

En effet, le bain prépare la surface cutanée, la modifie, rappelle ses sécrétions souvent perverties. La douche stimule davantage cet organe, développe la circulation capillaire, active énergiquement les sécrétions et provoque une perturbation générale, profonde et complexe; elle imprime à la circulation la plus haute énergie; elle détermine une transpiration éliminatrice.

Mais cette médication ne suffit pas encore, puisqu'elle constitue en grande partie le traitement usité à Bagnères-de-Luchon, à Cauterets, au Mont-Dore; il faut encore lui adjoindre, au début, l'action émolliente et sédative des inhalations du gaz sulfhydrique associé aux vapeurs provenant de l'eau minérale. Tous les malades atteints de pharyngite éprouvent, pendant leur séjour dans les salles d'inhalation, un grand bien-être qu'ils expriment en disant que l'inhalation de ces vapeurs ressemble à un velours qui passerait sur leur gosier. Après quelques jours de cette médication, la muqueuse devient moins sensible, et le malade peut se gargariser d'abord avec de l'eau minérale tiède, puis avec la froide, et lorsqu'elle a perdu sa sensibilité douloureuse, le malade reçoit, matin et soir, directement sur le pharynx, une douche gutturale dont on règle la force d'impulsion à volonté, en même temps que le volume et la température.

Le jet en est très-ténu, faible et tiède dans le principe, puis peu à peu on en augmente la force et l'étendue en en diminuant la température. Sous l'influence de cette médication, dirigée topiquement, la muqueuse perd peu à peu sa coloration, sa surface devient moins rugueuse, les granulations s'effacent petit à petit et la muqueuse devient plus unie. Le malade éprouve alors une sensation de bien-être réelle, et généralement la guérison est la conséquence de cette médication complexe.

Les observations suivantes en sont la prouve évidente :

PREMIÈRE OBSERVATION.

Pharyngite simple.

M. V., de Lyon, âgé de 27 ans, d'un tempérament sanguin, d'une forte constitution, n'ayant jamais eu d'affection vénérienne, a eu souvent des maux de gorge que l'on combattait par les moyens ordinaires de la médecine. Depuis 18 mois, à la suite d'une angine plus violente, qu'il soigna mal et qu'il contracta au mois de novembre, il ressentit pendant tout l'hiver de la gêne dans le gosier. Il éprouvait sans cesse le besoin d'avaler sa salive et d'expectorer des mucosités difficiles à détacher de sa gorge. Il était obligé, disait-il, de râcler constamment son gosier pour avoir ces matières glutineuses. Cet état anormal augmentant et continuant, son médecin lui conseilla de se rendre à Allevard.

A son arrivée, je constatai une vive injection de la muqueuse du pharynx avec gonflement. Les amygdales étaient un peu volumineuses. Il fut soumis à l'usage interne de la boisson. Il prit huit grands bains d'une heure de durée, un pédiluve tous les soirs, puis il passa à l'usage des douches générales, à la température de 47 degrés centigrades, dont le jet était dirigé de temps en temps sur la nuque et autour du cou. Ces douches étaient suivies de transpirations abondantes. Dans l'après-midi, il allait passer trois quarts d'heure dans la salle d'inhalation de vapeurs, et, pendant le jour, il allait souvent à la buvette se gargariser. Il prenait trois douches qu'il remplaçait le quatrième par un grand bain. Après dix-huit jours de cette médication, il fut soumis à l'usage des douches d'injection dirigées sur la muqueuse du pharynx pendant vingt minutes, à la température de 22 degrés. Chaque jour la durée de cette douche locale fut augmentée en même temps que la température en fut abaissée.

Sous l'influence de cette médication, la muqueuse du pharynx perdit peu à peu de sa coloration; la sécrétion des follicules diminua, le malade n'éprouva plus cet impérieux besoin d'expulser des mucosités, la muqueuse devint plus unie, et après trente-deux jours de traitement, le malade quitta l'établissement avec une amélioration telle, que six semaines après il était complétement guéri.

DEUXIÈME OBSERVATION.

Pharyngite granuleuse chez un enfant de 12 ans.

M. D***, de Bourges, est envoyé à Allevard le 7 juillet 1859 pour une pharyngite granuleuse accompagnée de gonflement des amygdales. L'enfant paraissait un peu pâle, son tempérament était un peu lymphatique, et sa constitution, sans être forte, ne l'était pas comme elle doit l'être à cette époque de la vie.

L'usage de l'eau minérale en boisson fut prescrite à la dose de une à trois verrées par jour. Il fit de fréquents gargarismes avec l'eau minérale, tiède d'abord, puis à une température plus basse, seize degrés. Il fut soumis à l'usage des grands bains tièdes et à celui de quelques douches peu chaudes, afin d'activer les fonctions de la peau qui ne s'effectuaient pas d'une manière régulière, et d'imprimer à tout l'organisme une profonde modification. Après douze jours de cette méthode de traitement, le petit malade éprouvait déjà de l'amélioration. La muqueuse était moins rouge, la sécrétion du pharynx plus facile et moins fréquente. Tout en continuant la même médication, il alla passer tous les matins quarante minutes dans la salle d'inhalation de vapeurs, et tous les après-midi, pendant qu'il prenait un bain de jambes, il reçut directement sur la muqueuse du pharynx une douche locale, tiède d'abord et à jet très-peu intense, puis dont la température fut diminuée progressivement chaque jour en même temps que sa force d'impulsion et son volume étaient augmentés.

Ce traitement fut continué pendant un mois, après lequel le petit malade retourna chez lui avec une amélioration bien évidente. La guérison fut complète deux mois après. L'hiver suivant et le printemps se passèrent sans qu'il éprouvât de rechute. Sa mère le ramena l'année suivante pour consolider sa guérison. A son arrivée, je constatai que la muqueuse avait repris sa forme et son aspect naturels; les amygdales avaient presque repris leur grosseur normale.

TROISIÈME OBSERVATION.

M. P***, de Loriol, département de la Drôme, âgé de trente-huit ans, d'un tempérament lymphatico-sanguin, d'une assez forte constitution, n'a jamais eu d'affection vénérienne. Son père avait une affection herpétique dont le siége principal était sur les mains. Pendant son enfance, ce malade a eu mal aux oreilles, quelques petites vésicules eczémateuses entre les doigts des mains, et à l'âge de trente ans jusqu'à trente-cinq ans, il lui était survenu de vives démangeaisons aux testicules et s'étendant à la marge de l'anus. On lui conseilla quelques bains alcalins et des onctions avec une pommade alcaline qui fit disparaître peu à peu la maladie.

Il y a trois ans, à la suite de la saison de la chasse et de l'hiver, pendant lesquelles il fut souvent mouillé, il fut pris de mal de gorge qui augmenta peu à peu et auquel il n'opposa que des moyens insignifiants. Il éprouva quelques douleurs de tête, de la difficulté pour avaler. Le mal augmentant, il était obligé de faire des efforts pour expectorer des mucosités glaireuses dans le principe, puis épaisses et visqueuses, fortement adhérentes à la muqueuse.

A son arrivée à Allevard, le 24 juin 1858, je constatai l'état suivant : La muqueuse du pharynx est d'un rouge violacé, gonflée, avec des granulations nombreuses. Le voile du palais est fortement injecté. La luette est longue ou œdémateuse et traînant sur la base de la langue. Le malade se plaint d'une gêne continuelle dans la déglutition. La boisson est prescrite à la dose de une verrée qui fut augmentée peu à peu jusqu'à celle de quatre verrées. Il prit cinq bains d'une heure et demie de durée, et chaque jour il faisait usage de nombreux gargarismes et des salles d'inhalation de vapeurs dans lesquelles il passait une heure matin et soir. Puis, il fut conduit à la douche générale qui lui fut administrée à la température de quarante-sept degrés et dont le jet fut dirigé aussi sur la nuque et autour du cou.

Sous l'influence de cette médication énergique, l'état de la gorge s'améliora, et au douzième jour du traitement, les douches d'injection sur le pharynx lui furent données matin et soir pendant la durée de vingt minutes à vingt-quatre degrés. Chaque jour la durée fut augmentée en même temps que la température en fut abaissée. Les autres modes de traitement, bains, douches, gargarismes, pédiluves, furent continués concurremment aux douches locales pharyngiennes.

Cette médication directe, ce lavage continuel de la surface de la muqueuse, procurèrent une amélioration sensible dans l'état du malade qui en éprouva un bien-être très-sensible. Après un traitement de vingt-huit jours, le malade éprouvant de l'excitation de cette médication, un repos nécessaire de vingt jours lui fut conseillé, après lequel il fit une nouvelle saison de trois semaines qui produisit une amélioration positive. Le voile du palais avait repris son aspect normal. La luette n'était plus aussi longue et ne gênait plus la langue. La muqueuse du pharynx était bien moins rouge ; mais il restait encore des traces de granulations.

Le malade, rentré chez lui, reprit ses habitudes et l'hiver se passa sans le retour d'accident. Il revint l'année suivante, et une saison d'un mois suffit pour amener une guérison radicale.

Il serait facile de multiplier les observations; mais celles qui viennent d'être décrites suffiront pour démontrer la puissance curative de l'eau d'Allevard contre une maladie aussi rebelle que celle de la pharyngite granuleuse.

L'eau sulfureuse d'Allevard, presque identique à celle de Bonnes, a la même propriété que cette dernière prise en boisson et à petites doses. L'eau d'Allevard fait cesser les hémoptysies, tandis qu'à haute dose, elle donne lieu à des phénomènes d'hyperhémie. Prise sous forme d'inhalation, elle facilite l'hypersécrétion muqueuse, l'active d'abord, puis la fait diminuer et tarir. Après que les sueurs, l'expectoration abondante, la poussée ont purgé l'économie, les muqueuses reviennent à l'état normal. Ne doit-on pas considérer comme spécifique cette petite fièvre qui arrive à Allevard après quelques jours de traitement, fièvre qui semble ramener l'affection catarrhale à un léger état aigu, qui paraît destinée à faire mûrir promptement le catarrhe et à favoriser l'expectoration? Ces phénomènes si remarquables ne sont-ils pas semblables à ceux que déterminent les Eaux-Bonnes et qu'avait si bien signalés Bordeu?

Tel est le mode d'action de l'eau sulfureuse d'Allevard dans les catarrhes et pulmonaires chroniques, soit qu'ils aient succédé à une inflammation aiguë, soit qu'ils se rattachent à une des diathèses dont nous avons parlé.

Ce traitement, que nous avons vu varier dans les diverses affections catarrhales, sera bien plus différent dans ces sortes de catarrhes accompagnés d'un état sub-aigu lié à d'anciennes inflammations des poumons, à la présence des tubercules, et qui caractérisent la phthisie à tous ses degrés.

La présence des tubercules dans les poumons tend constamment à déterminer dans le parenchyme pulmonaire qui les environne une fluxion phlegmasique toujours disposée à prendre la forme aiguë et qui entretient ces toux sèches, pénibles, indices de la présence des tubercules, et qui développe ces névroses pulmonaires si rebelles aux moyens ordinaires de la médecine. On conçoit que, dans ces cas-là, le traitement thermal ne doit plus être le même que celui des catarrhes diathésiques, que l'excitation doit être remplacée par un moyen sédatif, émollient, tel que celui que fournit l'usage des salles d'inhalation de vapeurs sulfureuses, qui réunissent le double effet des émollients et des sédatifs, associés à un résolutif très-doux, qui ont pour but de calmer cette inflammation et de diminuer l'éréthisme nerveux qui l'accompagne.

La marche de ces catarrhes pulmonaires n'est pas toujours la même ; elle est plus souvent irrégulière. Ils s'accroissent ou diminuent sous les moindres influences de la température. Ils s'aggravent ordinairement pendant l'hiver et le printemps, et diminuent ou disparaissent même pendant les chaleurs. La sécrétion muqueuse qu'ils fournissent varie souvent et peut amener des troubles plus ou moins graves, suivant son abondance et son ancienneté. Elle n'est souvent accompagnée d'aucune douleur; cependant, quelquefois, les malades se plaignent d'un sentiment de douleur intérieure, et lorsqu'elle existe depuis plusieurs années, elle peut épuiser les malades, troubler les digestions, faire perdre l'appétit, amener la maigreur, puis le marasme, et enfin la mort.

Ils ne produisent pas toujours ainsi des troubles fonctionnels, car ils peuvent exister en même temps avec la santé, surtout si la sécrétion est peu abondante et si la maladie est intermittente.

Chez les individus lympathiques, scrofuleux, usés par les excès; chez les jeunes personnes chloro-anémiques, les catarrhes ne sont pas toujours simples et sont souvent accompagnés de lésions graves du parenchyme pulmonaire, ce qu'annoncent un amaigrissement lent et progressif, des douleurs dans la poitrine, des troubles fonctionnels, tels que l'étouffement, la respiration courte, la marche difficile, etc., phénomènes qui font soupçonner ces terribles complications suivant que le catarrhe a son siége sur telle ou telle muqueuse; les troubles fonctionnels qui en sont la conséquence varient ainsi que le traitement. On comprend que les catarrhes des yeux, du nez, des oreilles, de la poitrine, des intestins, de l'utérus, de la vessie, exigent des traitements différents.

L'expérience m'a démontré que plus le catarrhe était exempt de toute complication phlegmasique, plus les bons effets des eaux étaient rapides et certains. Dans les catarrhes accompagnés de toux sèche nerveuse, dans les laryngites, les laryngo-bronchites, les inspirations de vapeurs sulfureuses réussissent le plus ordinairement à Allevard.

L'asthme sec, les toux sèches sans expectoration, certaines névroses pulmonaires, la phthisie, sont rapidement soulagés par l'usage des salles d'inhalation de vapeurs.

Pour constater l'efficacité des inspirations des vapeurs sulfureuses chez les asthmatiques, il suffit de voir leur action sur le malade peu d'instants après son entrée dans les salles d'inhalation. Dès qu'il se trouve au milieu de cette atmosphère, on le voit insensiblement faire de longues inspirations; les parois de la poitrine se dilatent progressivement, et, après quelques instants, il respire à pleine poitrine; il ne tousse plus. Il semble que les poumons sont avides de cette vapeur qui en dilate et pénètre les vésicules, et le malade éprouve un bien-être indicible. Il est rare qu'après un mois de ce traitement, l'asthme ne soit pas, sinon guéri, au moins très-notablement amélioré.

Les vapeurs sulfureuses, portées ainsi directement sur la surface de la muqueuse bronchique, agissent à la manière des émollients et des résolutifs. Après quelques jours de l'usage des émanations des vapeurs sulfureuses, la toux devient plus humide, une expectoration se manifeste quelquefois abondante, et amène bientôt la résolution de la phlegmasie chronique. C'est alors que la toux diminue ainsi que l'expectoration et finissent toutes les deux par disparaître en même temps.

La laryngite chronique, quelle qu'en soit la cause, est aussi favorablement modifiée par l'eau sulfureuse d'Allevard que les catarrhes bronchiques. Il en est de même des blennorrhées et de la leucorrhée vaginale si souvent liées à un vice herpétique, à la scrofule.

Quant au catarrhe utérin simple ou lié à un engorgement de l'utérus, les faits si nombreux de guérisons obtenues à Allevard y attirent chaque année un grand nombre de malades atteints de ces affections. Il en est de même du catarrhe vésical, que les injections sulfureuses modifient rapidement.

Il est encore une sorte de toux qui cède rapidement à l'action de l'eau d'Allevard et de l'inhalation de ses vapeurs : je veux parler de cette petite toux consécutive à la coqueluche chez les enfants, qui est accompagnée d'un léger éréthisme nerveux, et qui est souvent l'origine de l'asthme chez les enfants. Les faits très-nombreux que je possède m'ont démontré que, dans ces cas, l'eau d'Allevard était un véritable spécifique.

Il serait facile de multiplier les observations d'asthmes guéris à Allevard ; mais nous nous contenterons d'en rapporter deux qui indiqueront la manière dont le traitement thermal est dirigé dans cette affection.

QUATRIÈME OBSERVATION.

Asthme sec.

M. C......, de Saint-Vallier (Drôme), âgé de 12 ans,

d'un tempérament sanguin, d'une constitution assez bonne, est atteint, depuis 15 mois, d'accès d'asthme revenant deux fois par mois, et caractérisés par des spasmes des muscles pectoraux, par la parole embarrassée, une toux fréquente, une agitation extrême, un état d'anxiété inexprimable et une très-grande suffocation. Divers traitements ont été essayés par le médecin du lycée de Tournon. Tous les moyens ayant échoué, M. le docteur Bonnet, de Lyon, conseille l'usage des eaux d'Allevard, où le jeune enfant arrive le 8 juillet 1853, accompagné de sa mère.

N'ayant constaté aucune lésion du cœur, je conseille le traitement suivant :

Du 9 juillet au 14, usage de deux demi-verrées d'eau sulfureuse tiède, matin et soir, coupées avec le lait. Chaque jour, un bain sulfureux de 20 minutes, à 32 degrés centigrades, précédé et suivi d'un bain de jambes de 6 minutes de durée et dans l'eau sulfureuse à 42 degrés. En sortant du bain, le malade est porté dans la salle d'aspiration de vapeurs, où il séjourne pendant trois quarts d'heure.

Pendant ces cinq jours, le malade suit son traitement sans éprouver le moindre changement à son état normal, tel qu'il existe dans l'intervalle des crises.

Du 15 au 20, la boisson est portée à la dose de deux verrées le matin et d'une le soir. Il prend ses bains d'une durée de 40 minutes, en les faisant toujours précéder et suivre de bains de pieds. En sortant du bain, il est porté dans un cabinet de douches, qu'il reçoit sur toute la surface du corps sous forme d'affusion et pendant la durée de laquelle il respire les vapeurs sulfureuses. En en sortant, il est placé dans le maillot et porté dans son lit, où une abondante transpiration se manifeste et dure pendant une heure. Dans l'après-midi, il va passer une heure dans la salle d'inhalation gazeuse.

Du 20 au 25, le traitement consiste en trois petites verrées le matin et une le soir, en bains pris comme les précédents, en douches administrées tous les deux jours et suivies de transpirations. Chaque jour où il prend la douche, il passe de une heure à deux heures dans la salle d'inhalation gazeuse, et les autres jours, en sortant du bain, il va passer deux heures dans la salle d'inhalation de vapeurs.

Le 24 au soir, le malade est pris de frissons ; la fièvre arrive accompagnée de l'accès d'asthme, qui diminue au bout de 10 heures. La fièvre persiste jusqu'au 26, et il survient alors une transpiration très-abondante et une éruption miliaire sur toute la surface du corps. Cet état persiste jusqu'au 28, et à dater de ce jour toute la surface de l'épiderme s'exfolie; le 29, le malade reprend son traitement qu'il poursuit encore pendant 20 jours, en passant chaque jour trois heures dans la salle d'inhalation, dont deux heures le matin dans les vaporarium et une heure le soir dans la salle d'inhalation gazeuse.

Lors de son arrivée, la peau du jeune malade était sèche, sans perspiration. A son départ, elle a repris de la souplesse ; elle est humide, et la transpiration se fait facilement. Il est donc évident que les fonctions cutanées se sont rétablies.

Au mois de mai 1854, dix mois après ce traitement, j'ai revu la mère de l'enfant. Elle m'a annoncé que son fils était complétement guéri; qu'il avait passé un très-bon hiver; que l'asthme n'avait pas reparu et que sa constitution s'était bien raffermie.

CINQUIÈME OBSERVATION.

Asthme consécutif à la coqueluche.

Le jeune G......, de Lyon, d'un tempérament lymphatico-sanguin, âgé de 8 ans et demi, d'une constitution délicate, a eu, en 1850, une coqueluche intense qui a duré pendant tout l'hiver de 1850 à 1851. Au printemps, les accès de toux de la coqueluche sont devenus de plus en plus rares et semblaient avoir à peu près disparu, lorsqu'il survint, au mois de mai, des accès d'asthme intermittent, revenant tous les 8 à 10 jours. L'enfant, qui avait repris un peu de forces depuis la fin de la coqueluche, recommença bientôt à maigrir, à perdre l'appétit. Son visage pâlit et il fut évident que l'hématose se faisait mal. Divers moyens furent employés par M. le docteur Bonnet jusqu'au 10 juillet, époque à laquelle, voyant que la maladie tendait à s'aggraver, que la santé du petit malade s'affaiblissait, prescrivit l'usage des eaux d'Allevard. Le 20 juillet, l'enfant arriva à Allevard, et après avoir constaté qu'il existait une petite toux sèche; que la respiration faisait entendre quelques-uns des bruits de l'asthme qui ne disparaissait pas complétement dans l'intervalle des accès; qu'il n'y avait aucun des caractères pouvant annoncer l'existence de tubercules, je conseillai le traitement suivant:

Boissons à petites doses coupées avec du lait de chèvre; demi-bains peu chauds de 20 minutes, précédés et suivis de bains de pieds à 40 degrés, de 8 minutes; quelques douches générales à 40 degrés, suivies de transpirations modérées, et tous les jours, séjour, depuis une demi-heure jusqu'à trois heures, dans la salle d'inhalation de vapeurs.

Au bout de 5 jours, il y eut une crise semblable aux précédentes ; 7 jours après, il en survint une autre moins forte et suivie d'une expectoration muqueuse très-abondante. Depuis lors, toutes les crises cessèrent et n'ont plus reparu. Le petit malade a retrouvé une bonne santé. Son traitement a été de 34 jours.

Etudes pathogénésiques sur la salle d'aspiration gazeuse et de ses effets physiologiques dans les affections chroniques de la poitrine.

Les observations recueillies par les médecins inspecteurs des eaux sulfureuses ont démontré que l'effet physiologique de l'inhalation du gaz sulfhydrique était une action sédative marquée, lorsque cette inhalation était peu prolongée. Suivant M. Trousseau, « il est » certain que le système nerveux et le sang sont par- » ticulièrement influencés par ce gaz, qui a une vertu » stupéfiante très-manifeste. D'après cela, on conçoit » qu'il diminue l'excitation fluxionnaire du poumon » dans les catarrhes chroniques et dans les phthisies » commençantes, et par là s'expliquent les heureux » effets des eaux sulfureuses dans les maladies dont » nous venons de parler. »

On conçoit donc que les toux sèches, les névroses pulmonaires, les phthisies, l'asthme, se trouvent très-bien de ce traitement; aussi les malades retirent-ils de leur séjour dans cette salle un bien-être incontestable. Les malades ne sont pas obligés de se déshabiller avant d'y entrer, comme ils le font en pénétrant dans les salles de vapeurs. Ils peuvent s'y livrer à la lecture et les dames y broder, y faire la conversation. Enfin cette salle, dont la température est analogue à celle de l'air extérieur et ne renferme pas de vapeurs, permettant aux malades d'y entrer à toute heure du jour avec toute espèce de toilettes, possède deux conditions très-importantes aux eaux : l'utile et l'agréable.

Je crois donc devoir donner ici le résultat des expériences faites par un habile praticien, M. le docteur Clerc, sur lui-même, atteint d'une bronchite chronique avec dyspnée et d'une lésion organique du cœur liée à un rhumatisme ancien, et par le docteur Marcon, atteint de phthisie au 1er degré.

SIXIÈME OBSERVATION.

M. le docteur Clerc, chevalier de la Légion d'honneur, âgé de 54 ans, d'un tempérament sanguin, d'une constitution délicate, atteint d'une bronchite chronique avec dyspnée, compliquée d'une affection organique du cœur et de douleurs rhumatismales, a expérimenté ainsi sur lui-même l'action de cette salle d'aspiration.

« Le 20 juin 1853, pendant les cinq premières minutes de séjour dans la salle d'aspiration, légère chaleur dans le larynx, un peu d'amertume dans la bouche. Les cinq minutes suivantes, pesanteur de tête, envie de tousser. Quelques minutes passées au grand air suffisent pour faire disparaître ces phénomènes.

» Le 21 juin, mêmes séries d'expériences, mêmes résultats. Les 22 et 23, séjour de 25 minutes dans la salle d'aspiration, résultat identique à celui des 20 et 21, moins la céphalalgie. La toux est calmée, sensation d'une douce et agréable chaleur dans la poitrine. Pendant la nuit, il survient un peu de toux et quelques stries de sang dans les crachats. Pour faire disparaître l'irritation produite par ce traitement, le malade fait, pendant la journée, quelques aspirations de vapeurs sulfureuses tièdes.

» Les 24 et 25, séjour de 15 minutes dans la salle, mêmes résultats que les jours précédents : la toux habituelle du malade diminue sensiblement; les crachats ne contiennent plus de sang; ils sont légèrement colorés en gris, présentent une réaction alcaline et contiennent du sulfure de sodium. Les 26 et 27, mêmes résultats ; aspirations pendant le jour de vapeurs tièdes.

» Les 28, 29 et 30, toujours les mêmes effets ; le malade se trouve notablement soulagé.

» Du 1er au 30 juillet, le malade continue ce traitement, et sa toux et sa dyspnée ont presque disparu. Ce traitement a calmé également les pulsations du cœur.

» De ces faits bien observés et qui toujours ont été similaires, dit le docteur Clerc, je conclus : 1° que l'aspiration à la température extérieure, par conséquent presque froide, du gaz sulfhydrique et de l'iode, tels qu'ils se dégagent de la source d'Allevard, est sédative sur la circulation, sur le système des voies aériennes ; 2° que cette aspiration, alternée avec celle de l'eau minérale vaporisée, en tempère l'énergie.

» Je pense, dit l'observateur, que, pour obtenir tout ce que la thérapeutique a justement droit d'attendre de l'aspiration du gaz sulfhydrique et de l'iode dans les affections chroniques des voies respiratoires, même dans la phthisie au 2e degré, on doit associer à ces principes, dans la journée, l'inhalation des vapeurs sulfureuses tièdes des vaporarium. »

SEPTIÈME OBSERVATION

Recueillie sur lui-même par le docteur.

Catarrhe bronchique chronique.

M. Marcon, docteur en médecine, d'un tempérament lymphathique, d'une constitution délicate, âgé de 36 ans, a eu une fièvre catarrhale. La toux a continué et n'a fait qu'augmenter pendant l'hiver, s'accompagnant d'une expectoration abondante et épaisse. Il a maigri et perdu un peu de ses forces.

Au mois de juillet 1852, il est arrivé à Allevard et y a suivi un traitement complet, pendant lequel il a fait usage de la salle d'inhalation gazeuse froide, conjointement aux autres moyens balnéaires. Il m'a laissé ses observations que je transcris ici :

« Le 12 juillet, pendant les dix premières minutes de séjour dans la salle d'aspiration, amertume de la bouche, légère sensation styptique au pharynx, chaleur douce dans l'intérieur de la poitrine, légère envie de tousser, pesanteur de tête, phénomènes qui disparaissent peu à peu.

» Le 13, nouveau séjour d'une demi-heure; mêmes phénomènes que la veille; expectoration abondante avec odeur de sulfure de potasse.

» Le 14, séjour de trois quarts d'heure; pas de douleurs de tête; amertume de la bouche; sentiment de légère chaleur dans la poitrine, expectoration abondante avec odeur de soufre; crachats alcalins; présence du soufre dans les crachats.

» Les 15 et 16, séjour d'une heure; mêmes phénomènes; expectoration très-abondante; toux un peu sèche.

» Les 17 et 18, même durée de séjour dans la salle d'inhalation; gêne légère dans la respiration; sensation de chaleur interne; constriction à la gorge; peu d'expectoration et moins épaisse.

» Les 19 et 20, repos de tout traitement; fièvre légère; apparition de la poussée sous forme d'urticaire.

» Les 21 et 22, moins de fièvre; l'éruption est développée; séjour d'une demi-heure seulement dans la salle gazeuse.

» Les 23 et 24, le traitement thermal recommence; l'expectoration est revenue, mais moins épaisse; moins de gêne dans la respiration; plus de fièvre.

» Les 25 et 26, inhalation de trois quarts d'heure, par séance de dix minutes; moins de toux, moins d'expectoration; le sommeil est revenu ainsi que l'appétit.

» Les 27, 28 et 29, mêmes phénomènes.

» A dater du 30 jusqu'au 16 août, jour du départ du malade, la toux va en diminuant, l'expectoration diminue et est redevenue acide; il se trouve beaucoup mieux.

» De cette observation, dit le docteur Marcon, je conclus que l'action du gaz sulfhydrique respiré consiste à déterminer d'abord un léger embarras du cerveau qui disparaît très-vite et, après quelques jours, ne revient plus; que l'inhalation de ce gaz produit un effet sédatif marqué sur les muqueuses pulmonaires, une légère sensation de chaleur dans la poitrine, qui détermine une excitation douce qui a pour effet de modifier l'état de la phlogose chronique des muqueuses et, par conséquent, les sécrétions qu'elles fournissent, et enfin de la guérir. »

HUITIÈME OBSERVATION.

Mme D***, de Lyon, âgée de 26 ans, d'un tempérament lymphatique, d'une constitution délicate, assez bien réglée, arrive à Allevard, le 28 juillet 1853. Amaigrissement, toux sèche, fréquente, dyspnée, essoufflement à la marche; la percussion fait entendre un son mat à la région sous-claviculaire droite et s'étendant à la région de l'omoplate; partout ailleurs le son est normal; l'auscultation fait entendre un affaiblissement marqué du bruit respiratoire, inspiration faible, bruit respiratoire rude, expiration prolongée, soufflante. Il est évident que ces symptômes indiquent la présence des tubercules en ce point. Il y a six mois, la malade a eu une hémoptysie légère. La maladie date de seize mois.

Le traitement consiste en deux demi-verrées coupées avec du lait. Elle prend des demi-bains et des bains de jambes. Le 30 juillet, elle commence à passer une demi-heure dans la salle d'aspiration gazeuse;

elle y respire facilement; léger mal de tête; sensation légère d'amertume dans la bouche.

Les 31 juillet et 1er août, elle y passe trois quarts d'heure, par séances de dix minutes; elle n'éprouve qu'un léger embarras dans le cerveau; pas de chaleur dans la poitrine; respiration facile.

Les 2, 3 et 4, même séjour, mêmes phénomènes.

Les 5 et 6, elle veut augmenter la durée de son séjour dans la salle; malgré mon avis contraire, elle persiste dans son idée; le soir, elle me raconte qu'elle éprouve une chaleur assez vive dans la poitrine, que la toux est plus forte et toujours sèche; d'ailleurs pas de symptôme d'émoptysie. Je prescris le repos pour les 7 et 8.

Les 7 et 8, repos; les symptômes de la veille disparaissent.

Les 9 et 10, séjour de trois quarts d'heure, en trois séances espacées, dans le cours de la journée. Loin d'en être fatiguée, elle en éprouve du soulagement. A dater de ce moment, je fais continuer ainsi le traitement et, après un mois de séjour à l'établissement, la malade se sent plus forte; elle est moins maigre, moins essoufflée; la toux a diminué et est accompagnée d'une sécrétion muqueuse. J'ai revu cette malade en 1854; elle a fait une saison nouvelle à Allevard, et l'auscultation m'a permis de constater, sinon la guérison radicale, au moins une amélioration si marquée, que la malade peut espérer guérir.

Tous les faits que j'ai obtenus à Allevard, d'amélioration et de guérison, d'affections catharrales graves et de phthisie guéries ou soulagées, m'ont conduit à démontrer que l'on peut se poser la question suivante et même la résoudre :

La phthisie peut-elle être guérie par les eaux sulfureuses, et en particulier par l'eau sulfureuse iodée d'Allevard, au moyen de ses salles d'inhalation ?

Existe-t-il parmi les médecins qui, dans leur carrière médicale, ont assisté aux longues agonies des phthisiques, qui ont toujours vu leurs souffrances se terminer par la mort, et qui, par l'autopsie, ont constaté les énormes désordres causés par cette terrible maladie? En existe-t-il un seul qui n'ait pas été frappé de découragement? Ne semble-t-il pas qu'il soit impossible de remédier à ces vastes désordres, à ces indurations étendues, où toute organisation normale paraît avoir disparu; à ces infiltrations, séreuses et purulentes; à cette transformation du tissu pulmonaire en une masse concrète grisâtre, où le scalpel, le microscope, ne démontrent ni vaisseau ni filets nerveux; à ces cavernes parfois si vastes et si nombreuses dans lesquelles s'amasse et se putréfie un liquide purulent ou puriforme?

Les lésions si remarquables du foie des phthisiques que l'anatomie pathologique nous a démontrées, la présence des tubercules dans les divers organes, la fièvre hectique, la cachexie tuberculeuse, qui complique encore l'état de ces malades; tous ces désordres ne semblent-ils pas encore augmenter cette impossibilité curative ?

Cependant, il était réservé à l'illustre inventeur de l'auscultation, à Laennec, de démontrer le premier que la phthisie et les désordres qui l'accompagnent pouvaient, dans quelques cas, être guéris.

Ce savant observateur a clairement démontré que

les tubercules ramollis peuvent être éliminés, que la cavité, résultat de cette évacuation, pouvait être tapissée par une sorte de membrane muqueuse, ou bien que cette cavité pouvait se cicatriser, et qu'enfin ces concrétions tuberculeuses pouvaient, dans certains cas, se pénétrer de phosphate ou carbonate calcaire et se changer ainsi en concrétions inertes pouvant séjourner impunément dans le poumon.

Depuis lors, des faits nombreux ont été recueillis, et les belles recherches de MM. Andral et Grisolle sont venues démontrer la vérité que Laennec avait annoncée le premier.

L'observation permet donc d'admettre comme possible la guérison de productions tuberculeuses dans les poumons. D'ailleurs, combien de praticiens ont vu les symptômes les plus évidents de la phthisie se déclarer, se développer pendant des mois et des années, reparaître ensuite après un temps plus ou moins long, et suivre une marche prompte et funeste? N'est-il pas évident que, dans ces cas-là, certaines masses tuberculeuses pulmonaires se sont guéries de la même manière que l'on voit les ganglions cervicaux, pénétrés de tubercules, se ramollir, se transformer en abcès, et la cavité qui en est la conséquence se cicatriser? D'ailleurs, les tubercules des os ne sont-ils pas susceptibles de se guérir? Et pourquoi n'en serait-il pas de même des tubercules pulmonaires?

Un grand nombre d'autopsies faites à la Salpétrière ont démontré de la manière la plus évidente que, chez un certain nombre de vieillards, les tubercules isolés dans les poumons sont, plus fréquemment qu'on ne le pense, susceptibles de se terminer par des cicatrices et par des indurations crétacées.

Les faits qui ont été bien observés ont appris que, si la phthisie pouvait être guérie, cette guérison ne devait être espérée que dans les cas où les tubercules sont en petit nombre, disséminés et isolés, où un seul des poumons est atteint, où le foie n'est pas malade, où la rate et les intestins ne sont pas atteints d'ulcérations tuberculeuses.

De même que l'eau d'Allevard réussit dans les diathèses scrofuleuses, dartreuses et rhumatismales, de même elle produit de bons effets dans la diathèse tuberculeuse, affection essentiellement héréditaire, caractérisée par la formation et l'évolution d'un produit spécial non organisé, le tubercule, qui se développe le plus ordinairement dans le poumon sous les formes miliaires, de tubercule cru, ramolli ou enkysté. Il s'accompagne, chez les individus qui en sont atteints, d'un état cachectique caractéristique, et dispose les parties qui l'avoisinent à la congestion, à l'inflammation. Dans sa marche, il se ramollit et se fond en suppuration; d'abord le centre du tubercule prend une apparence caséeuse demi-liquide, puis se transforme en un liquide puriforme. Dans son ramollissement, les parties voisines du parenchyme pulmonaire tombent aussi en suppuration.

La diathèse tuberculeuse se rattache à la scrofule, et tout porte à penser qu'elle en dérive. Elle se divise en deux formes : l'une générale et l'autre locale. Dans la première, les tubercules sont disséminés dans tous les organes. Elle est alors accompagnée d'une cachexie générale qui détermine rapidement la mort. Dans la forme locale, un seul organe paraît atteint, et s'il est peu essentiel, les accidents sont moins graves.

La marche des tubercules est lente en général, et l'on voit beaucoup de phthisiques vivre ainsi pendant plusieurs années.

Quelquefois sa marche est très-rapide et la maladie revêt une forme aiguë, pendant laquelle des bronchites, des pneumonies partielles entretiennent un état congestif, fluxionnaire, phlegmasique, autour des tubercules, hâtent leur évolution et par conséquent leur ramollissement et leur fonte purulente. Dans la phthisie, ce n'est pas le tubercule qui détermine la mort, se sont les accidents qu'il provoque, les hémoptysies répétées, la fièvre hectique, etc.

La présence du tubercule dans le poumon produit les mêmes phénomènes qu'un corps étranger; il tend à congestionner les parties voisines, et si l'on parvient à prévenir cette congestion, la phlegmasie locale, la fluxion, il peut rester stationnaire, s'enkyster ou se transformer en un produit crétacé.

Il est donc évident que les eaux sulfureuses, qui conviennent si bien pour détruire les fluxions, les congestions, les phlegmasies chroniques, trouvent ici une juste application. L'on ne peut nier que des phthisiques aient été guéris aux Eaux-Bonnes et il en est de même pour Allevard.

Depuis quelques années, beaucoup de phthisiques sont venus à Allevard et y ont suivi le traitement thermal. Les faits que j'ai recueillis m'ont appris que le succès arrivait souvent chez les sujets lymphatiques atteints de tubercules, bien qu'ils fussent accompagnés de fluxions catarrhales abondantes, de diarrhées, de sueurs et même de fièvre hectique. Dans quelques-uns de ces cas, qui semblaient désespérés, le traitement sulfureux faisait disparaître les fluxions, les sueurs, et même la fièvre hectique. L'excitation douce produite par le traitement thermal, l'effet émollient, sédatif de l'inhalation des vapeurs sulfureuses, l'action altérante déterminée par le soufre, l'iode et les autres principes contenus dans l'eau minérale, relèvent les forces déprimées, calment l'éréthisme nerveux pulmonaire, modifient l'organisme, rendent à la peau ses fonctions perverties, l'affranchissent de toute impressionnabilité fâcheuse aux changements de température. Ce traitement amène la résolution de l'engorgement des parties de l'organe qui entourent le tubercule, et en prévient la fonte qui sans cela aurait lieu en même temps que celle du tubercule. Il ne reste plus alors dans le poumon que des tubercules disséminés ou des excavations qui finissent par se cicatricer. Tant que de nouvelles congestions, de nouvelles phlegmasies ne surviennent pas, le tubercule reste stationnaire ou se transforme en matière crétacée ; mais si de nouvelles fluxions arrivent, de nouveaux symptômes fâcheux se déclarent bien vite.

Tels sont les phénomènes que détermine le traitement thermal par l'eau d'Allevard chez les phthisiques. Mais on ne doit pas perdre de vue qu'il ne faut pas attendre que les malades soient dans le marasme, dans un état d'épuisement, car alors, loin d'être utile, le traitement devient nuisible et abrége les jours du malade.

Chez les malades à tempéraments sanguins ou nerveux, le traitement doit différer essentiellement de celui des sujets lymphatiques. Dans ces cas-là, il faut se tenir en garde contre les hémorragies ; le traitement doit être très-doux, si l'on ne veut aider à la fluxion hémorragique. Il doit être plutôt dérivatif, et l'on doit principalement agir par les inspirations de vapeurs qui calment la toux sèche, l'irritation, si fréquentes chez ces malades. L'eau prise en boisson doit être administrée à de très-petites doses. Les inhalations du gaz sulfhydrique déterminent alors une action sédative et hyposthénisante des fonctions pulmonaires. Pendant le traitement thermal de la phthisie, il faut se méfier et se garder de toute excitation qui peut activer l'inflammation désorganisatrice. Il faut se méfier du mieux qu'éprouvent les phthisiques au début de leur traitement, de l'augmentation de leurs forces. Ces résultats ne sont souvent que factices et sont dus à l'excitation minérale, contre laquelle il faut se tenir en garde. C'est surtout dans le premier degré de la phthisie qu'on peut croire aux bons effets des eaux. Les malades y arrivent toussant depuis un temps plus ou moins long; le plus souvent, ayant eu des hémoptysies, facilement essoufflés, amaigris, ayant quelquefois un peu de fièvre. A la percussion de la poitrine, matité sous-claviculaire plus ou moins étendue; à l'auscultation, respiration tantôt faible, tantôt rude, tantôt se décomposant en deux bruits; inspiration faible et expiration soufflante; retentissement de la voix, divers bruits humides et de craquement. Voilà les principaux signes du passage du 1er degré de phthisie au 2e. En général, dans ces cas, après quelques jours de l'emploi de ces eaux, la toux augmente un peu, puis peu à peu elle diminue et cesse quelquefois complétement au bout d'un temps plus ou moins long, suivant l'intensité des phénomènes morbides. Dans ces cas heureux, les malades prennent de l'embonpoint, leur fièvre cesse; ils respirent plus librement; on trouve moins de matité à la percussion de la poitrine et l'auscultation fait entendre une respiration plus égale, moins rude, sans mélange de bruits anormaux.

Doit-on, dans ces cas, croire à l'absorption des tubercules? Mais il faut admettre qu'ils ont suivi une marche rétrograde; que l'état fluxionnaire, sub-inflammatoire des parties des poumons, au milieu desquels ils sont emprisonnés, a cessé!

C'est dans ce 1er degré de la phthisie que les aspirations de vapeurs sulfureuses et iodées conviennent essentiellement, et c'est là le triomphe des salles d'inhalation. Ces émanations sulfureuses et iodées pénètrent sans effort dans toutes les vésicules pulmonaires et, en pénétrant dans les replis les plus intimes des organes pulmonaires, y déposent leurs principes minéralisateurs qui modifient d'une manière si remarquable le tissu des poumons, sans produire cette excitation générale qui amène avec elle une réaction fébrile dont l'effet, se faisant sentir trop vivement sur les poumons malades, pourrait augmenter la phlogose et déterminer des accidents très-graves; car, dans le traitement de la phthisie, on n'a pas pour but de faire résoudre les tubercules, mais d'en arrêter les évolutions et de restituer les conditions normales au tissu pulmonaire qui les environne.

On conçoit, dès lors, que toutes les eaux sulfureuses ne conviennent pas pour combattre la phthisie, que les eaux sulfureuses alcalines sont trop excitantes, et que celles qui conviennent le mieux sont les eaux rendues sulfureuses par l'acide sulfhydrique et contenant beaucoup de barygène et de petites quantités de sels de chaux, telles que les Eaux-Bonnes, les eaux d'Allevard, de la Rallière, du Vernet, qui contiennent de l'acide sulfhydrique et de l'iode. Mais avant tout, si l'on veut que les eaux réussissent, c'est à condition de ne pas y envoyer des malades incurables, des phthisiques dans un état de consomption. Les observations de guérisons de phthisie par les eaux sulfureuses sont nombreuses, et M. Daralde en possède de nombreux exemples. J'en possède également plusieurs observations recueillies depuis la création des salles d'inhalation à l'établissement d'Allevard ; car il est pour moi au-dessus de toute contestation que l'obscurité du son, la matité, la résistance au doigt, la respiration et la voix bronchique diminuent fréquemment et se dissipent souvent sous l'influence de ces vapeurs. La diminution de l'espace induré a été quelquefois telle, en vingt jours, que la ligne circonscrite des tubercules se rapprochait du centre de l'espace malade dans l'étendue de plus d'un centimètre. Pendant le reste du traitement, le décroissement devient de plus en plus sensible. Quand la phthisie est arrivée au 2e degré et au 3e, que les symptômes caractérisés par la toux, des crachats purulents, de la fièvre hectique, de l'amaigrissement assez prolongé, des évacuations alvines, liquides et abondantes, des sueurs nocturnes, de l'hémoptysie dénotent la gravité de la maladie, on peut encore espérer de soulager et même guérir les malades, malgré qu'ils présentent de la matité à la partie supérieure des poumons, soit en avant, soit en arrière. J'ai observé quelquefois, bien que ces parties donnassent une résistance marquée, une dureté très-appréciable qu'elles présentaient au niveau des points où l'on rencontre la matité et la résistance, une respiration dure, tubaire, une voix retentissante avec plus ou moins de force, que de vastes cavernes étaient souvent rendues évidentes par les ronchus très-larges, par la respiration caverneuse et par la netteté dans l'articulation des sons vocaux ; quoique les malades expectorassent des crachats épais, opaques, purulents, arrondis ou déchiquetés, et dont l'abondance correspondait au nombre et à l'étendue des désordres que les autres moyens de diagnostic faisaient constater, le soulagement et la guérison pouvaient être obtenus. Mais si, dans ces cas, les guérisons sont rares, du moins parvient-on assez souvent à arrêter les progrès de la maladie, à l'enrayer, à retarder la fin des malades, et, comme l'a si bien dit M. Louis, l'on ne doit pas demander l'impossible, pas plus aux eaux qu'aux personnes.

Les observations suivantes, décrites avec soin, peuvent seules détruire les doutes.

NEUVIÈME OBSERVATION.

Phthisie au premier degré.

M...., de la Verpillière, âgé de 23 ans, sans profession, d'un tempérament lymphatico-sanguin, d'une assez bonne constitution, m'est adressé par M. le docteur Viricel, de Lyon. Depuis l'âge de 17 ans, ce jeune homme, passionné pour la chasse, s'est livré à cet exercice avec une véritable fureur. Souvent, après avoir chassé pendant une partie de la journée dans les plaines brûlantes du Dauphiné, inondé de sueur, il entrait dans des marais où il continuait sa chasse. Il y contracta de nombreux rhumes, qu'il ne soigna jamais. Peu à peu, sa toux devint plus fréquente, sa respiration plus gênée, et, pendant l'hiver de 1849, il commença à maigrir. Au mois d'avril, il se rendit à Lyon, et M. le docteur Viricel lui conseilla un traitement et l'usage des eaux d'Allevard au mois de juin.

A son arrivée à Allevard, le 2 juillet, je constatai l'état suivant :

Léger amaigrissement, toux sèche et assez fréquente ; dyspnée et essoufflement, lorsqu'il marche vite ou qu'il monte. L'auscultation et la percussion ne dénotent rien au poumon droit. Il n'en est pas de même pour le gauche : à la percussion, la région sous-claviculaire laisse entendre un son mat assez prononcé. Il en est de même en arrière, à la région de l'omoplate correspondante. Dans le reste du poumon, le son est normal. L'auscultation de la région claviculaire et de l'omoplate démontre un affaiblissement marqué du bruit respiratoire qui est rude, se décomposant en deux bruits ; l'inspiration est faible, et l'expiration soufflante et prolongée. On entend encore du râle sous-crépitant qui me paraît démontrer la présence d'une bronchite locale tuberculeuse. Le reste de l'organe est sain.

Je diagnostique la présence de tubercules au premier degré, accompagnés d'une bronchite chronique locale. Le malade n'a qu'une légère expectoration qui ne dénote rien de remarquable.

Je prescris le traitement suivant :

Boire deux demi-verrées par jour coupées avec le sirop de gomme ; bains à 34 degrés, de vingt minutes ; aspirations dans le vaporarium d'une demi-heure, matin et soir ; tous les quatre jours, on augmentera la quantité d'eau d'une demi-verrée, jusqu'à ce que la dose soit de trois verrées.

Dès le sixième jour du traitement, je conseille au malade l'usage de la salle d'inhalation gazeuse, où il fait par jour et par intervalles quatre séances de 10 minutes.

Il en éprouve un grand bien-être. Sa toux devient moins forte, moins pénible. Il respire plus facilement. Dès le dix-septième jour, il éprouve une amélioration sensible qui fait chaque jour des progrès. Il est moins essoufflé et marche plus facilement.

Le trentième, le malade étant ausculté de nouveau, je reconnais que l'amélioration continue. Le traitement est poursuivi jusqu'au 10 août. A son départ, je constate que la matité a presque totalement disparu ; que le bruit respiratoire est plus franc, plus étendu, et que les râles n'existent plus.

Ce malade est revenu l'année suivante ; il a séjourné à Allevard pendant cinq semaines, et, depuis lors, il est complétement guéri.

DIXIÈME OBSERVATION.

Phthisie au deuxième degré.

M. L..., de Loriol (département de la Drôme), âgé de 32 ans, d'un tempérament lymphatico-sanguin, d'une constitution délicate, a contracté, en 1849, une toux assez intense, ne reparaissant que pendant l'hiver et cessant en été. Chez ce malade, la toux s'est déclarée après une partie de pêche, où il resta mouillé pendant plusieurs heures. Personne dans sa famille n'est mort de maladie de poitrine. Il exerce une profession peu pénible, celle de cafetier. Pour combattre sa toux, il n'a fait usage que de tisanes émollientes.

A son arrivée, le 12 juillet 1850, je constate l'état suivant :

Amaigrissement assez prononcé ; toux fréquente ; expectoration assez abondante ; muqueuse contenant quelques traces légères de pus. Il a eu plusieurs hémoptysies qui ont été caractérisées par des stries sanguines disséminées dans les crachats. Il est essoufflé très-facilement. La percussion dénote à la région latérale droite, près du mamelon du sein, une surface de 6 centimètres de diamètre, où la matité est assez sensible. Il éprouve parfois un peu de douleur en ce point.

L'auscultation de cette région laisse entendre du râle sous-crépitant, s'étendant jusque vers la clavicule. Ce râle est dû à la présence de petites excavations pulmonaires, dans lesquelles la matière tuberculeuse ramollie est agitée par l'air. Il y a un léger ronchus. Dans l'expiration, on entend une suite de petits craquements peu nombreux et secs. Le bruit respiratoire est faible ; l'expiration est prolongée. Je conclus, de l'ensemble de ces caractères, qu'il existe des tubercules crus, quelques tubercules ramollis, et une bronchite locale au côté droit de la poitrine.

Le malade est soumis à l'usage de deux demi-verrées d'eau sulfureuse coupée avec du lait. Je lui prescris de passer demi-heure, matin et soir, dans le vaporarium pour y respirer les vapeurs gazeuses et iodées à 32 degrés. Ce traitement est suivi pendant deux jours, après lesquels la quantité de boisson est augmentée d'une demi-verrée. Au dixième jour, le malade prend deux verrées d'eau et passe une heure le matin et autant le soir dans le vaporarium; il prend une douche à 45 degrés sur les extrémités inférieures. Le douzième jour, l'auscultation et la percussion ne dénotent aucun changement dans l'état du malade; mais, au vingtième, je constate une amélioration assez sensible : la respiration est moins gênée, le bruit respiratoire est plus fort et les craquements ont diminué; l'expectoration est moins abondante, plus facile, et il y a moins de toux. Au vingt-troisième jour, il survient une éruption aux jambes et aux bras, avec vives démangeaisons, mais sans troubles de la circulation et sans excitation bien marquée.

Le trentième jour, j'ausculte avec soin le malade, et je trouve que l'étendue de la matité a diminué d'un tiers; qu'elle est moins prononcée; les râles se sont affaiblis et il n'y a plus de ronchus; le bruit respiratoire est plus prononcé et l'expiration moins longue. Le malade reprend un peu de tissus; il a plus de force, et, lorsqu'il marche, il est moins essoufflé. Je lui prescris alors de continuer l'usage du vaporarium pendant une heure, dans la matinée, et de passer une demi-heure, dans l'après-midi, dans la salle d'aspiration gazeuse froide, par intervalles de dix minutes. Il poursuit son traitement ainsi modifié pendant quinze jours, après lesquels il quitte l'établissement dans un état d'amélioration remarquable. L'hiver et le printemps suivant se sont passés sans que le malade ait été plus fatigué, si ce n'est qu'au mois de mars il a encore craché du sang. Sa toux a un peu reparu, mais sans intensité. Il est revenu à Allevard le 17 juillet, et, à son arrivée, je constate que la matité est d'un tiers moins étendue que l'année précédente; il n'y a pas de ronchus, seulement il existe un peu de râle sous-crépitant, pas de craquements; il marche sans être oppressé; il n'y a pas de traces de pus dans les crachats, qui sont peu abondants et simplement formés de mucus épais. Il fait un séjour de trente-six jours à l'établissement, en continuant l'usage de l'eau en boisson, des douches sur les extrémités et des salles d'aspiration chaudes et froides. A son départ, je constate qu'il existe toujours un point du poumon, d'une étendue d'un œuf de pigeon, où il y a de la matité. Il est revenu en 1852 et a fait une nouvelle saison thermale. Depuis, il continue à se bien porter; il a repris son embonpoint, il n'est plus essoufflé, il ne crache plus et n'a plus de toux; mais il conserve de la matité au point indiqué.

ONZIÈME OBSERVATION.

Phthisie au troisième degré.

Mme R***, de Dijon, d'un tempérament lymphatique, d'une constitution délicate, âgée de 27 ans, a été toujours mal réglée. Son enfance a été pénible, quoiqu'elle n'ait cependant pas eu de maladies graves. En 1850, à la suite d'une promenade à la campagne, au mois d'octobre, elle a pris un rhume qui a duré trois mois. Lorsque la toux fut passée, il resta à cette dame une douleur assez vive à la gorge, accompagnée de cuisson et de picotements désagréables. Au printemps, cette douleur s'étendit plus bas dans la poitrine, et, au mois de mai, elle commença à tousser; malgré tous les soins dont elle s'entoura et les traitements qu'elle suivit, la toux n'en continua pas moins, et elle fut prise de crachements de sang, qui reparurent à plusieurs reprises pendant l'été. Pendant l'automne, la toux augmenta; l'expectoration devint plus abondante, et elle commença à être essoufflée en marchant, et à maigrir. On lui appliqua divers emplâtres stibiés sur la poitrine, sans résultat. A la fin du printemps suivant, elle alla consulter, à Paris, M. Chomel, qui lui conseilla l'usage des eaux d'Allevard, où elle se rendit le 27 juin 1851. A son arrivée, je constatai l'état suivant :

Amaigrissement du corps; dyspnée fréquente, lorsqu'elle monte ou marche; fièvre revenant tous les jours, dans l'après-midi; langue rouge; toux fréquente; crachats abondants et purulents; sueurs le matin et dans la nuit; peu d'appétit.

A la percussion, la poitrine conserve le son clair qui existe à l'état normal; seulement, à la région sous-claviculaire, la sonorité est un peu plus grande, phénomène que les symptômes suivants me font reconnaître devoir être attribué à la fonte d'un tubercule volumineux ou de plusieurs tubercules agglomérés, donnant lieu à une cavité dans laquelle l'air pénètre librement.

L'auscultation me démontre, dans cette région,

que la respiration caverneuse y est très-appréciable; qu'il y existe du râle crépitant et du ronchus caverneux. En faisant parler la malade, il est facile de constater la pectoriloquie. En arrière de l'omoplate, dans la fosse sous-épineuse, l'expiration est prolongée et le bruit respiratoire est affaibli.

Ces phénomènes me dénotent qu'il existe une caverne assez étendue au sommet du poumon gauche, et qu'il existe aussi des tubercules en arrière. L'examen du pharynx laisse présumer que l'inflammation s'étend au larynx et aux bronches.

Je conseillai à la malade deux quarts de verrée, et des aspirations de demi-heure dans le vaporarium, matin et soir.

Ce traitement fut suivi pendant douze jours, et, dès le neuvième, la fièvre se calma; elle passe alors une heure dans le vaporarium et deux heures, dans le jour, dans la salle gazeuse.

Au vingtième jour, l'expectoration semble avoir diminué, et les crachats sont moins purulents; la pectoriloquie est moins étendue; la respiration caverneuse a un peu diminué; il en est de même du râle crépitant. La malade est moins essoufflée en se promenant, sa toux moins fréquente; le bruit respiratoire plus fort et moins rude.

Après un traitement de trente-cinq jours, elle quitte l'établissement, notablement soulagée; c'est-à-dire que la fièvre, la diarrhée ont cessé, qu'elle tousse et crache moins.

Elle alla passer l'hiver suivant en Italie, et, pendant cette saison et celle du printemps, elle n'eut point d'hémoptysie, et sa toux n'augmenta pas sensiblement.

Elle revint à Allevard le 20 juin suivant. La percussion et l'auscultation me prouvent qu'il existe encore une caverne au sommet du poumon, que la pectoriloquie a persisté et qu'il existe encore du râle crépitant. Les crachats, formés par un mucus épais, contiennent encore quelques traces de pus. Il n'y a ni fièvre, ni rougeur de la langue, ni diarrhée, ni sueurs nocturnes. La malade est moins maigre; elle a de l'appétit, plus de force, et n'est pas essoufflée.

Elle est soumise à l'usage intérieur de l'eau sulfureuse, aux inhalations de deux heures dans le vaporarium. Dès le dixième jour, elle passe une heure dans la salle d'aspiration froide; la quantité de crachats expectorés diminue de jour en jour; l'embonpoint reparaît; les râles cessent peu à peu, et, après un séjour de quarante jours, la pectoriloquie a disparu; la malade rend peu de crachats ne contenant plus de pus.

Tel est son état à son départ. L'hiver suivant n'a ramené qu'un peu de toux.

Cette malade est revenue en 1853; elle a fait une nouvelle saison, et je constate que la caverne est cicatrisée.

Il n'y a plus de résonnance anormale, plus de râles.

DOUZIÈME OBSERVATION.

Autre phthisie au troisième degré.

Cette observation est d'autant plus intéressante que la personne qui en fait le sujet jouit en ce moment d'une très-bonne santé, et qu'elle a passé les derniers hivers, soit dans le nord, soit dans l'ouest de la France, sans en éprouver de fatigue.

Nous croyons devoir faire précéder cette observation du texte de la lettre de son médecin, qui exposait alors tout ce qu'il avait observé chez sa malade.

« Depuis le mois d'octobre 1855 que j'ai été appelé à donner mes soins à Mme N., j'ai eu lieu d'observer que la maladie dont elle était affectée était une bronchite chronique, donnant lieu à la fonte de tubercules situés au sommet des deux poumons, principalement à gauche.

» Au moment d'une petite épidémie de choléra, plus remarquable par son intensité que par l'étendue de sa sphère d'action, Mme N. se plaignait d'inappétence, de douleurs à l'estomac et de diarrhée. Ces accidents légers cédèrent à des soins hygiéniques plutôt qu'aux médicaments mis en usage. Peu après, une toux légère, accompagnée d'une démangeaison au larynx, survint; elle parut céder momentanément aux délayants et à l'application de la pommade stibiée au niveau des régions.

» Cette rémission n'eut pas de durée, car, dans le courant de novembre, la toux prix plus d'intensité, plus de sécheresse; elle était accompagnée de sueurs nocturnes assez abondantes; l'expectoration, presque nulle, ne fournissait qu'une mucosité jaunâtre, qui pouvait la faire confondre avec un produit catarrhal. Voulant me former une opinion arrêtée, je percutai la poitrine, qui m'offrit de la sonorité dans toute son étendue, si ce n'est au sommet des poumons où un noyau congestif semblait exister. A l'auscultation, la respiration est normale dans la cavité thoracique si ce n'est également au sommet, où un râle fin, sec, sibilant, annonçait un obstacle à la libre circulation de l'air. Les sueurs nocturnes, persistant, étaient précédées par un mouvement fébrile assez prolongé.

» Je fis appliquer quelques sangsues à l'aisselle droite; cette application, secondée par les émollients, les fumigations aromatiques, quelques pilules de sulfate de quinine, obtint des résultats avantageux, mais momentanés. Quelque temps après, la toux se réveilla accompagnée de douleurs vagues, erratiques, principalement au côté gauche, au-dessous de la clavicule et au-dessus et aux environs de l'épine de l'omoplate ; même sonorité, même perméabilité dans la poitrine, si ce n'est aux points exceptionnels indiqués.

» La démangeaison laryngienne persistant, on appliqua un vésicatoire volant, qui eut pour résultat immédiat une amélioration, pendant que le sel de quinine combattait avec succès les frissons fébriles et les sueurs nocturnes.

» Dans le courant de janvier, même marche, mêmes manifestations, mêmes moyens employés. Le régime, sans être abondant, était analeptique, tant pour pouvoir nourrir sous un petit volume, que pour ne pas être exposé, par sa masse dans l'estomac, à être rejeté par le vomissement sous l'influence des secousses de la toux, que pour ne pas également provoquer cet embarras intestinal qui donnait lieu à de nombreuses selles diarrhéiques spontanées. Février se passa de même ; seulement, en mars, les douleurs thoraciques, la toux, l'appareil fébrile persistèrent en même temps que les sueurs nocturnes, et une expectoration assez abondante d'un produit mucoso-purulent, filant, glutineux, sans adhérer aux parois du vase, se fit jour. Difficile d'abord, cette expectoration acquit de jour en jour plus de facilité et de fluidité; observée avec attention, elle ne m'offrit que momentanément quelques stries sanguines, expression de la rupture de quelques vaisseaux. Malgré ce phénomène, la matité n'avait pas augmenté, se limitait toujours dans la même étendue et dans les mêmes régions; il en était de même de l'auscultation, qui ne laissait percevoir ni égophonie ni pectoriloquie. Seulement, au milieu du murmure à larges bulles générales, se percevait le même râle sec, sibilant, au-dessus de l'omoplate et au-dessous de la clavicule. Voulant favoriser, ainsi que cela nous est arrivé bien des fois, cette expectoration, nous mîmes la malade à l'usage du polygala, du baume de Tolu associé à la morphine; l'expectoration se fit plus facilement, devint moins abondante, perdit sa consistance, sa couleur grisâtre, se rapprocha, en un mot, du produit purement catarrhal. Cette amélioration ne fut pas la seule : les sueurs nocturnes perdirent de leur intensité, de leur durée; la toux devint moins sèche, moins fatigante, et les aliments purent séjourner dans l'estomac sans le fatiguer. Ici, à cette époque, la malade fit usage du lait d'ânesse sans en obtenir des résultats bien avantageux. Tout en continuant ma médication, j'eus soin de mettre la malade à l'usage de l'iodure de potassium en solution, ayant plus de confiance dans l'influence du médicament pur que lorsqu'il est administré en nature dans l'huile de foie de morue, parfaitement édifié que je suis sur l'embonpoint factice que procurent les substances fortement hydrogénées qui, trop souvent, endorment la malade et le médecin sous la marque d'une reconstitution factice.

» Voilà où en est la malade. D'après ce que j'ai relaté, on ne peut méconnaître une affection chronique du poumon. Les signes commémoratifs et objectifs ne sont pas de nature à faire croire qu'elle ne s'en débarrassera pas. Je crois et j'ai cru devoir insister surtout sur les soins hygiéniques; j'ai cru devoir insister surtout sur un changement de climat; car, que l'on ne s'y trompe pas, le climat algérien, en raison de ses changements brusques de température, est moins favorable que l'on ne semble disposé à le croire à la guérison et même à l'enrayement de cette sorte d'affection ; et les médecins qui exercent depuis longtemps en Algérie ne sont plus à s'étonner des ravages sourds, incessants, qui ne se manifestent que d'une manière incomplète et font tout à coup explosion. D'ailleurs, une autre raison m'a encore guidé : c'est que je ne croyais pas la malade en état d'affronter les chaleurs de l'été, après l'automne, l'hiver et le printemps orageux qu'elle venait de traverser.

Elle l'eût fait, sans doute; mais ce n'eût été qu'en acceptant une suite non interrompue d'accidents de toutes sortes qui, par leur action incessante, leur retentissement sur les divers organes, n'eussent pas manqué d'épuiser une organisation déjà affaiblie. Je crois donc avoir agi avec raison, avec conviction, en l'envoyant aux eaux d'Allevard.

» Oran, 16 mai 1856.

» DUPLESSY,

» *Médecin-major du 75e de ligne.* »

Cette dame, accompagnée de son mari, quitta Oran

le 24 mai 1856. La traversée la fatigua beaucoup, et, à son arrivée à Marseille, les efforts de vomissements qu'elle avait été obligée de faire en mer déterminèrent une hémoptysie. Elle dut se reposer à Marseille puis à Tarascon, avant de venir à Allevard.

A son arrivée, je constatai une toux sèche, fréquente, accompagnée d'oppression à la moindre montée. La maigreur était très-grande, l'appétit peu prononcé; pas de diarrhée, mais des sueurs nocturnes qui épuisaient la malade. Les quintes de toux étaient fréquentes et provoquaient des vomissements.

Après un repos de quelque temps, la malade fut soumise à l'usage de la boisson de l'eau minérale, à très-petites doses coupées avec du lait. Elle alla passer tous les jours, matin et soir, quelques instants dans la salle d'inhalation de vapeurs, et tous les jours elle prit un bain de jambes. La boisson fut progressivement augmentée jusqu'à la dose de deux verrées, et le temps des inhalations alla jusqu'à quarante minutes matin et soir.

A son arrivée, la percussion donnait de la matité sous les deux clavicules jusqu'à la troisième côte. En arrière, elle s'étendait jusque sous l'épine de l'omoplate. Ce traitement fut continué pendant dix-huit jours. L'estomac de la malade supporta très-bien l'eau minérale, et les inhalations de vapeurs, dont la température ne dépassait pas 24° centigrades, calmèrent un peu la toux et les quintes diminuèrent. Les sueurs nocturnes diminuèrent un peu, et les crachats persistèrent, peu abondants il est vrai, mais contenant toujours du pus; la pectoriloquie était la même.

La malade se reposa pendant quinze jours, puis recommença son traitement en faisant usage de l'eau en boisson, à la dose de deux verrées. La peau, me paraissant sèche pendant le jour, tandis que, pendant la nuit, elle était baignée de sueurs, je fis prendre, pendant l'espace de quinze jours, cinq demi-bains sulfureux. La malade continua l'usage des inhalations de vapeurs. Son régime consistait en une nourriture exclusivement composée de viandes rôties et de vin vieux rouge. Elle suspendit de nouveau son traitement pendant quinze autres jours. La percussion annonçait que la matité avait déjà un peu diminué en bas, en avant et en arrière. Les râles crépitants et muqueux semblaient moins forts ; mais il y avait toujours de la toux et des crachats mucoso-purulents.

L'appétit était meilleur, les sueurs de la nuit avaient diminué; la malade était un peu moins oppressée et reprenait quelques forces. Pendant ce repos, quelques stries sanguines reparurent de temps en temps dans les crachats. Chaque fois que le sang reparaissait, la malade avait un peu de fièvre et ressentait des chaleurs dans la poitrine.

Après vingt jours de repos, elle recommença son traitement thermal, sans prendre de bains ; elle continua l'usage de la boisson, sans dépasser deux verrées; elle prit tous les jours un bain de jambes, et passa près d'une heure, matin et soir, dans la salle d'inhalation de vapeurs.

Pendant ce mois, il ne s'opéra d'autre changement qu'une légère amélioration des forces, diminution de la toux, des quintes et des sueurs. La percussion et l'auscultation ne dénotèrent pas de changement.

Pendant tout le mois de septembre, elle ne suivit aucun traitement thermal; elle fit seulement usage de sirops de quina et d'écorces d'oranges amères. On fit des frictions avec la teinture de quina et de cannelle sur le trajet de la colonne vertébrale, et son régime fut très-nourrissant.

Au commencement d'octobre, je constatais un changement considérable dans son état. La matité avait diminué d'une manière très-sensible. L'auscultation ne laissait plus entendre de gargouillement; il n'y avait plus de pus dans les crachats; mais la toux persistait toujours et ne fournissait qu'un peu de mucus.

Le 10 du même mois, j'accompagnai cette malade à Lyon, où une consultation eut lieu avec MM. les docteurs Gilibert, Leriche et Pillet. Après avoir exposé les antécédents de la maladie, les phases qu'elle avait traversées, ces MM. percutèrent et auscultèrent avec soin la poitrine de cette dame. Ils constatèrent la cicatrisation des cavernes; mais ils trouvèrent encore de la matité en avant et en arrière des deux poumons, à leur sommet. Ils signalèrent la présence de râles crépitants et sibilants dans cette région, et on arrêta le traitement suivant, que la malade dut faire pendant l'hiver.

1° Boire de la tisane de lichen avec sirop de Phellandrium;

2° Prendre l'huile de foie de morue;

3° Faire de temps en temps des frictions sur la région malade, avec l'huile de croton;

4° Continuer les sirops de quina et d'écorces d'oranges amères;

5° Régime de viandes rôties, vin vieux.

Ce traitement fut suivi très-exactement pendant l'hiver. La toux eut des alternatives de diminution et d'augmentation ; l'oppression diminua toujours ; les sueurs reparaissaient de temps en temps ; il ne revint plus de crachats purulents ni sanguins. La malade prit plus de forces ; ses règles, qui avaient diminué, augmentèrent, surtout après l'usage de pilules d'iodure de fer.

Pendant les mois de mars et d'avril, la toux diminua encore, et, au mois de mai, elle revint de nouveau à Allevard, pour y passer tout l'été.

Au mois de juin, elle présentait l'état suivant :

Toux peu fréquente ; expectoration plus abondante le matin, rare dans le jour ; sueurs rares, oppression légères, forces bien meilleures que l'année précédente. La percussion dénote une diminution de moitié dans le sommet du poumon droit, de plus des deux tiers au sommet du poumon gauche ; râles moins prononcés ; maigreur moins grande.

Le traitement consista en l'usage de l'eau minérale, de pédiluves et d'inhalations tièdes. Pendant les premiers jours, la toux semble augmenter ; mais peu à peu elle diminue, tandis que l'expectoration augmente en n'ayant que des caractères purement muqueux ; l'appétit se développe, les forces augmentent, et la malade éprouve un sentiment de bien-être réel. Elle suivit ce traitement pendant trois semaines, puis se reposa pendant quinze jours. Après ce repos, je constatai une nouvelle diminution dans la matité ; les râles sibilants et sous-crépitants avaient notablement diminué ; le murmure vésiculaire était plus étendu.

Elle recommença encore un nouveau traitement pendant le mois d'août, après lequel toute trace de matité avait disparu au sommet du poumon gauche, soit en avant, soit en arrière. Seulement, à droite, il restait encore de la matité en avant et en arrière.

L'hiver suivant se passa sans accident; la malade fit une fois ou deux des frictions d'huile de croton, pour faire cesser une petite toux, suite d'un refroidissement.

Elle revint encore passer une troisième saison à Allevard, et à son arrivée comme à son départ, je ne constatai plus ni matité ni râles dans les poumons, qui étaient, dans toute leur étendue, perméables à l'air. Il n'y avait plus d'expectoration.

Au commencement de l'automne, elle se rendit à Paris, puis à Givet, où elle passa l'hiver. Pendant son séjour à Paris, elle alla consulter le docteur Nonat, pour un rhume qu'elle y avait pris. Quelques soins hygiéniques, une friction d'huile de croton, suffirent pour faire cesser la toux; le reste de l'hiver ne présenta rien d'extraordinaire, et, à dater de ce moment, la santé de cette dame ne laissa plus rien à désirer.

TABLEAU récapitulatif des malades atteints d'affections chroniques de la poitrine, traités à Allevard pendant les saisons de 1848 à 1853.

NOMS DES MALADIES.	NOMBRE DE				
	Chaque espèce de maladies.	Malades guéris.	Malades soulagés.	Partis dans le même état.	Guérisons ou soulagements survenus après.
Laryngites chroniques. . . .	172	41	112	16	10
Bronchites chroniques. . . .	487	167	272	48	32
Asthmes.	61	6	55	»	40
Pharingites chroniques. . . .	262	97	128	11	»
Phthisies aux 1er et 2e degrés.	69	14	31	16	»
Phthisies au 3e degré.	18	3	12	3	3
TOTAL.	1069	328	610	94	85

Blessures par armes à feu.

Bordeu avait signalé la puissance curative des Eaux-Bonnes dans les anciennes blessures par armes à feu, et l'on comprendra facilement que les eaux d'Allevard, dont la composition est analogue à celles de Bonnes et dont les effets sont les mêmes, doivent réussir dans les anciennes blessures. Les deux observations suivantes en démontreront la preuve.

PREMIÈRE OBSERVATION.

En 1834, le colonel U***, au col de la Ténia, fut

blessé d'un coup de feu à l'angle externe de l'orbite gauche. La balle passa dans le fond de l'orbite et se perdit dans les os de la base du crâne. De nombreuses tentatives furent faites pour l'extraire. Toutes les recherches furent sans succès et l'on ne put parvenir à s'assurer du point où elle était fixée.

Le colonel éprouvait de violentes douleurs de tête et un état permanent de congestion cérébrale. Un coryza chronique le fatiguait constamment.

Les plus célèbres chirurgiens de Paris sondèrent vainement les fosses nasales et ne purent s'assurer de la position du projectile.

L'état du malade s'aggravant de plus en plus, au mois d'avril 1857, à la suite d'une consultation, M. Nélaton décida qu'il fallait qu'il se rendît aux eaux d'Allevard et que, après un traitement thermal, il tenterait une opération pour l'extraction du projectile.

Le 7 juin 1857, le colonel arrive à Allevard et je constate l'état suivant :

Œil gauche complétement oblitéré, face vultueuse, douleurs de tête permanentes, coryza chronique donnant lieu à un écoulement épais, somnolence continuelle et pénible. Le malade éprouve parfois tous les symptômes d'une congestion cérébrale et il devient nécessaire d'employer des dérivatifs puissants. Le malade est soumis à l'usage de la boisson de l'eau sulfureuse et des bains. Je conseille de prendre tous les jours dans les fosses nasales une douche d'injection comme celle que l'on emploie pour combattre les coryza chroniques. Ce traitement est continué pendant trois semaines sans amener de changements notables. A dater du vingt-troisième jour, il éprouve un peu plus de gêne dans la fosse nasale gauche. Les douleurs de tête deviennent lancinantes. La coloration du visage devient plus prononcée, et de véritables symptômes de congestion cérébrale se manifestant, je suis obligé d'avoir recours à une forte saignée sous l'influence de laquelle les symptômes s'améliorèrent. A dater de ce moment, l'écoulement nasal devient sanguinolent, des douleurs se manifestent à la base du crâne. Il est évident qu'un travail d'élimination s'opère.

Les injections furent continuées pendant douze jours, après lesquels, un matin, le malade en se réveillant sentit tout à coup un corps étranger tomber dans le pharynx, et, par un léger effort d'expiration, la balle tomba dans la bouche. Dès lors tous les accidents cessèrent, et, peu de temps après, le malade fut complétement guéri.

SECONDE OBSERVATION.

M. V***, capitaine au 3e zouaves, avait reçu un coup de feu à la jambe droite, et la balle, après avoir fracturé le tibia, était sortie en avant du péroné.

La blessure fut longue à se cicatriser et le malade ne put reprendre son service que cinq mois après, en octobre 1850. Depuis lors, il conserva de la douleur dans la jambe avec l'œdème, persistant pendant un temps plus ou moins long. La cicatrice se rouvrait de temps en temps et se fermait après être restée ouverte un mois ou six semaines. Diverses tentatives furent faites pour s'assurer s'il n'existait pas quelque corps étranger dans le membre, et la sonde ne permit jamais aux chirurgiens de reconnaître s'il existait une esquille ou autre objet.

En 1856, le malade est envoyé à Allevard dans l'espoir que le traitement thermal favoriserait la sortie du corps étranger.

Après vingt-deux jours de traitement, la cicatrice devint douloureuse, se rouvrit, et donna issue à de la sérosité purulente. Des injections d'eau minérale furent faites dans la plaie, et, après huit jours, un morceau du pantalon s'échappa par la plaie. Quelques jours suffirent pour amener une cicatrisation complète, et, dès lors, cet officier n'a plus éprouvé de douleurs dans sa jambe.

Je pourrais encore citer une observation fort remarquable d'un géneral qui, ayant reçu un coup de feu au pied droit pendant les tristes journées de juin 1848, avait conservé des douleurs parfois assez douloureuses pour produire une claudication prononcée, suivies ordinairement de l'apparition d'une fistule à la partie interne du pied qui, après être restée ouverte pendant quinze à vingt jours, se fermait pendant deux ou trois mois pour se rouvrir de nouveau.

Il vint, en 1852, faire un traitement à Allevard, et le dix-septième jour, un abcès se manifesta. Dès qu'il fut ouvert, je pus extraire un fragment de balle. Après un séjour de trente-cinq jours à l'établissement, il partit complétement guéri.

Syphilis anciennes.

L'action puissamment sudorifique du traitement thermal par les eaux sulfureuses, ce mouvement, cette réaction du centre à la circonférence qui en résulte et donne lieu au phénomène de la *poussée*, font souvent apparaître au dehors certains principes cachés, à l'influence inaperçue desquels diverses maladies chroniques doivent leur résistance à tous les traitements ordinaires. C'est ainsi que des gales invétérées, des dartres, dont la disparition remonte à une époque éloignée, font tout à coup éruption à la peau, sous l'influence des bains et des douches sulfureuses, d'où résulte la cessation presque subite de maladies anciennes, rebelles, tenaces et jusque-là réputées incurables. C'est aussi sous cette même influence que d'anciennes syphilis, restées latentes pour le malade et même pour le médecin, se manifestent par l'apparition subite de quelques symptômes, après l'emploi plus ou moins continué des bains et des douches, et viennent heureusement révéler la cause non soupçonnée du mal, lequel peut ensuite être combattu avec succès par une médication spécifique.

« Plus d'une fois nous avons eu occasion de voir l'usage des eaux minérales, des bains de vapeur administrés contre les affections prétendues rhumatismales, déterminer subitement l'apparition d'éruptions, dont le caractère révélait à tous les yeux l'existence d'un mal resté caché pendant un laps de temps assez considérable. »

SYPHILIS ANCIENNE.

Pierre D***, âgé de quarante-neuf ans, d'une constitution lymphatique, a eu, il y a quinze ans, une affection syphilitique, caractérisée par des chancres et un bubon. Il a été traité par les préparations mercurielles qui ont amené une abondante salivation. Sa maladie n'a duré que trois mois. Il paraissait très-bien guéri, lorsqu'il y a cinq ans, il a été pris subitement de vives douleurs à la voûte palatine; il alla consulter un médecin qui, voyant apparaître en ce point des ulcères vénériens, le soumit de nouveau à un traitement mercuriel qui produisit également la salivation. Ce traitement n'amena aucun résultat; la maladie continua à faire des progrès. Des douleurs ostéocopes se déclarèrent, accompagnées de violents maux de dents.

Le malade se rendit à Grenoble, et le médecin qu'il consulta le soumit à l'usage du rob de Boyveau Laffecteur et de la tisane de Feltz.

La maladie continua à faire des progrès, et la carie envahit les os de la voûte palatine. Une suppuration se manifesta au côté droit de la joue, entre la mâchoire inférieure et cette partie; l'avant-dernière molaire se détacha d'elle-même. Deux tumeurs lacrymales se manifestèrent en même temps, et un abcès se forma au niveau de l'omoplate gauche. L'abcès ayant été ouvert, on reconnut que cet os était carié. Le malade vint me consulter le 10 juin 1848.

Je l'examinai avec attention, et après qu'il m'eut donné les détails ci-dessus mentionnés, je fixai mon diagnostic de la manière suivante :

1° Deux fistules lacrymales;

2° Carie de l'omoplate dans le bord supérieur;

3° Un vaste ulcère qui a détruit la voûte palatine dont les os sont complétement cariés;

4° Carie du maxillaire inférieur au côté droit. La carie s'étend depuis l'angle de la mâchoire jusqu'à un pouce en avant de la symphyse du menton;

5° Toutes ces parties ulcérées donnent lieu à un écoulement de pus fétide et abondant.

Je prescris le traitement suivant :

Le malade se trouvant dans un grand état de faiblesse, je suis obligé de faire administrer les eaux avec précaution.

Pendant huit jours, il boit quatre verrées d'eau minérale, coupée avec la décoction d'orme pyramidal. Il prend un bain le matin d'une heure et demie de durée ; pendant le bain, il reçoit dans la bouche une douche à courant peu rapide. Le soir, il prend également une autre douche.

Après une semaine, il passe du bain à la douche générale.

Au quatorzième jour, quelques fragments osseux nécrosés tendent à sortir par une plaie qui existe au niveau des trois dernières molaires, plaie qui donne lieu à une abondante suppuration.

Le dix-septième jour, je peux extraire trois petites esquilles.

Le dix-neuvième jour, le malade éprouve de vives douleurs à l'angle de la mâchoire. Le vingt-troisième jour, je constate qu'en ce point il existe une collection purulente dont je pratique l'ouverture au moyen du bistouri.

Cette ouverture me permet d'introduire des pinces, au moyen desquelles j'extrais deux esquilles.

Le même traitement est continué jusqu'au trente-troisième jour, où j'extrais également deux esquilles ; à partir de cette époque, les tissus engorgés diminuent, la suppuration devient de jour en jour moins abondante et le malade va mieux.

La carie de l'omoplate est entièrement arrêtée, la plaie est cicatrisée.

Les bords de l'ulcération de la voûte palatine sont cicatrisés.

Les fistules lacrymales sont oblitérées.

Les forces se sont rétablies, et le malade, privé jusqu'alors de sommeil, dort pendant toute la nuit. Il a bon appétit, et il part le cinquante-deuxième jour, complétement guéri.

Le malade, que j'ai revu, a retrouvé une santé parfaite.

Maladies de la peau.

L'action spécifique du principe sulfureux des eaux hépatiques dans les maladies cutanées est certaine. De tout temps les médecins ont reconnu que le soufre agissait d'une manière très-marquée sur les maladies chroniques de la peau ; aussi joue-t-il le premier rôle dans la thérapeutique de ces affections si rebelles. — Parmi les préparations où entre cet agent médicamenteux, les eaux sulfureuses, on le sait, sont placées en première ligne. — C'est près des sources sulfureuses que les malades atteints de dartres ou d'autres maladies chroniques de l'organe cutané se rendent exclusivement, et que beaucoup y trouvent une guérison que tous les efforts des médecins n'avaient pu obtenir.

Cette action spécifique doit être, comme elle l'est en effet, d'autant plus marquée que le principe sulfureux prédomine davantage. C'est pour cette raison que les eaux de Bagnères-de-Luçon et de Baréges, qui sont les plus sulfureuses et les plus excitantes parmi les eaux thermales des Pyrénées, sont spécialement recommandées pour les maladies de la peau; la prédilection particulière que le docteur Alibert avait pour les eaux d'Enghien, où il adressait principalement les affections cutanées, était fondée sur leur richesse sulfureuse.

Sous ce point de vue, l'eau sulfureuse d'Allevard peut aussi être placée en première ligne. Il été démontré, dans ce travail, combien elle l'emportait sur les eaux d'Aix pour la quantité du principe sulfureux. On peut donc la prescrire, comme les eaux d'Enghien, de Bagnères-de-Luchon, de Baréges, essentiellement pour son action spécifique dans les maladies de la peau. L'expérience, au reste, s'est chargée de démontrer l'exactitude de ce qui était indiqué par la théorie. L'établissement d'Allevard a guéri, depuis quelques années, des maladies cutanées qui avaient été rebelles à tous les traitements, et même à l'emploi interne et externe d'autres eaux sulfureuses moins chargées en principe hépatique.

Ce qui prouve d'ailleurs d'une manière évidente la puissante action spécifique de l'eau sulfureuse d'Allevard, c'est l'empoi seulement interne qu'on en fait depuis longtemps à Lyon. — Nous avons été témoin de la guérison de plusieurs dartres rebelles, obtenue en buvant chaque jour plusieurs verrées de cette eau, pendant un mois ou deux, et faisant fréquemment des lotions sur la partie malade avec le même liquide. Or, dans ce cas, à quoi attribuer l'action si marquée de l'eau minérale, si ce n'est au principe sulfureux? L'analyse chimique n'a-t-elle pas démontré que les principes salins qui s'y trouvent en dissolution sont en trop petite quantité pour donner lieu à des effets aussi remarquables?

Les maladies cutanées se guérissent facilement à Allevard, même lorqu'elles affectent les formes les plus graves. C'est à la poussée qui arrive aux malades pendant leur traitement que l'on doit attribuer cette énergie curative. Il serait facile de citer des observations où des eczèmes, des lichens, des psoriasis et des pythiriasis datant de longues années, pour lesquels d'autres eaux avaient été vainement employées, ont été guéris à Allevard.

Parmi ces nombreuses observations, on doit citer les suivantes : cette poussée n'arrive pas, comme à Louesch, à la suite de bains prolongés pendant 6 à 8 heures, mais seulement d'une durée de deux heures.

Prurigo formicans.

Mme N., des environs de Chambéry, âgée d'environ 52 ans, d'un tempérament lymphatico-nerveux, jouissant habituellement d'une bonne santé, est née d'un père qui a longtemps souffert d'une maladie cutanée qu'elle croit avoir été semblable à la sienne; elle est mère de deux enfants et a traversé l'âge critique sans accident; depuis deux ans elle souffre d'une dermatose qui paraît s'être développée sous l'influence de diverses affections morales tristes.

Cette maladie est caractérisée par une éruption de petites papules ou élevures pleines, solides, isolées, non inflammatoires, bien appréciables à la vue et au toucher, accompagnée d'un prurit assez vif pour causer l'agitation et l'insomnie. Ces papules ont envahi progressivement les bras, les épaules, le pourtour du tronc et les membres inférieurs. Elles ont été attaquées par une foule de moyens puisés successivement dans la classe des antiphlogistiques, des calmants, des dépuratifs, et enfin par les eaux d'Aix en Savoie, mais sans succès.

S'étant montrée très-intense dans le cours de l'hiver dernier, cette affection a fait le tourment et presque le désespoir de cette dame, lorsqu'enfin elle a paru s'amender un peu à la suite de quelques bains sulfureux et alcalins.

Le médecin ayant conseillé à la malade les eaux sulfureuses d'Allevard, elle s'y rendit au commencement de juin 1840.

En raison de la susceptibilité nerveuse de la malade, nous avons commencé par le traitement sédatif. De cette manière elle est parvenue graduellement à supporter la boisson d'eau pure, des douches et des bains chauds, puis des bains de vapeur à 40° R., traitement que les occupations de Madame ne lui ont pas permis de prolonger au delà de 21 jours.

A cette époque, toutefois, on observait déjà une amélioration qui pouvait faire pressentir les bons résultats qui nous ont été annoncés par son médecin, en ces termes : « Je suis bien satisfait de pouvoir vous apprendre que Mme N. n'a pas tardé, après son retour d'Allevard, à être guérie de la cruelle affection qui la tourmentait. Tout porte à croire qu'elle en sera débarrassée pour toujours, puisqu'il n'y pas eu le moindre ressentiment jusqu'à ce jour. » (Dubouloz, médecin des hospices de Montmeillan, 1er mars 1841.)

Cette dame est venue au mois de juillet suivant

prendre encore les eaux pendant quinze jours pour consolider sa guérison, mais elle ne portait aucune trace de son ancienne maladie.

Un semblable résultat est d'autant plus remarquable que nous avons nous-même observé, dans d'autres cas, combien cette affection est ordinairement rebelle à tout traitement, ou du moins combien ce dernier doit être soigné et prolongé. Remarquons encore que, dans le cas présent, nous devions nous attendre à trouver la maladie d'autant plus opiniâtre qu'elle pouvait être présumée avoir un caractère d'hérédité, qu'elle datait de deux ans, et n'avait éprouvé aucune modification du traitement par les eaux d'Aix en Savoie.

On peut voir au tableau les divers résultats que nous avons obtenus dans le prurigo partiel ou général.

Lichen agrius.

Mme L..., de Lyon, âgée de 36 ans, d'un tempérament lymphatico-nerveux, d'une constitution assez forte, douée d'une grande mobilité nerveuse, jouissant d'une santé assez bonne, éprouva, en 1839, un violent chagrin à la mort d'un enfant. Cette commotion morale détermina un violent mal de tête et diverses souffrances nerveuses qui furent suivis d'une éruption sur la peau avec vives démangeaisons.

La malade n'a pu nous donner aucun indice sur la nature de cette affection, et raconte qu'elle fut dénommée différemment par divers médecins, et attaquée par une foule de moyens qui la modifièrent fort peu.

Soumise plus tard aux soins exclusifs de M. le docteur Clermont, Madame éprouva une grande amélioration dans sa maladie qui, de générale qu'elle était, se réduisit aux deux jambes.

Envoyée aux eaux sulfureuses d'Allevard, cette malade y arriva le 25 juin 1840, dans l'état suivant: Nul dérangement dans l'ensemble des fonctions; seulement la peau des deux jambes, surtout la surface interne, est dure, épaissie, de couleur presque naturelle, mais hérissée de papules saillantes, aplaties sur les côtés, la plupart dures, rugueuses, non colorées, sujettes à s'irriter de temps en temps et à devenir le siége d'une vive démangeaison. Dans ces dernières circonstances, la malade est forcée de se gratter, et il survient des excoriations, de la cuisson et l'écoulement d'un peu de sérosité, mais jamais assez abondante pour former des croûtes ou une exfoliation comme dans l'eczéma. D'ailleurs les papules persistent.

La mobilité nerveuse de Madame nous fait débuter par le traitement sédatif: la boisson est coupée avec du lait, les bains sont affaiblis et tempérés. Cependant nous parvenons à administrer bientôt les bains purs, des lotions, des pédiluves, des bains et des douches de vapeur. Une légère surexcitation et l'apparition des règles exigent une suspension, pour quelques jours, de ce traitement qui a duré un mois.

Au départ de la malade, cette dermatose n'offrait qu'une légère diminution; mais un peu plus tard nous avons appris que la guérison s'avançait assez rapidement, lorsqu'une grossesse est venue l'entraver et aggraver même le mal, ce qui a obligé Madame de venir suivre, en 1841, un nouveau traitement dont le résultat a été complet.

Psoriasis guttata et diffusa.

M. M..., de P. (Isère), âgé de 21 ans, d'une forte constitution, d'un tempérament lymphatico-sanguin, jouissant en apparence de la plus parfaite santé, est atteint, depuis trois ans, d'une dermatose très-intense, répandue sur toute la peau, excepté la face et la partie antérieure du cou. Elle se montre sous la forme d'élevures squammeuses, circulaires, tantôt isolées, tantôt par plaques plus ou moins larges et de formes variées. Ces élevures, comme dans le cas précédent, sont plus nombreuses, quoique discrètes, au cuir chevelu, souvent diffuses autour des articulations et à la partie externe des membres.

Un premier traitement d'une dizaine de jours produisit, en 1837, une amélioration déjà notable, mais il était évidemment trop insuffisant, et la maladie a persisté, puis s'est aggravée.

Une seconde saison, en 1838, a duré six semaines, y compris cinq à six jours de repos. Les bains, d'abord employés suivant le mode sédatif, furent ensuite pris un peu chauds. Le malade buvait six verres d'eau par jour, et a été purgé quatre à cinq fois avec le sulfate de magnésie.

Au moment de son départ, commandé par des circonstances impérieuses, sa maladie offrait un aspect tout à fait satisfaisant : les élevures, soit isolées, soit diffuses, un peu moins nombreuses, commençaient à pâlir et à s'exfolier. Enfin, tout faisait espérer un bon résultat de l'effet consécutif des eaux.

Ayant eu l'occasion de revoir ce jeune homme six mois plus tard, nous apprîmes avec satisfaction que depuis trois mois il ne restait que de bien faibles traces de cette grave affection qu'il est venu guérir l'année suivante.

CHAPITRE IV.

DE L'ACTION DES BAINS DE PETIT-LAIT

DANS LES MALADIES DU CŒUR, ET PRINCIPALEMENT DANS LES PALPITATIONS NERVEUSES DE CET ORGANE.

Lorsque je publiais, il y a cinq ans, mon premier mémoire sur l'action des bains de petit-lait, soit purs, soit à l'état de mélange avec l'eau sulfureuse d'Allevard, je citais plusieurs observations prouvant que, dans un grand nombre d'affections nerveuses, l'usage de ces bains produisait d'excellents résultats.

Depuis lors, cinq années d'expériences se sont écoulées, et la vérité de ce que j'avançais s'est trouvée confirmée par des faits nombreux de guérison de gastralgie, d'entéralgie, d'hystérie et d'autres affections dépendant de troubles dans les fonctions de l'innervation, et dont les symptômes variés et bizarres ne peuvent les faire attribuer plutôt à tel organe qu'à tel autre.

Dans ces véritables névroses, les malades perdent l'appétit, maigrissent, leur visage devient pâle, les fonctions digestives s'exécutent difficilement; celles de l'organe utérin sont altérées : des douleurs névralgiques, dont le siége varie, surviennent, et, les forces s'affaiblissant, obligent souvent les malades à s'aliter. L'ensemble de ces accidents constitue un véritable état morbide, contre lequel échouent très-souvent les divers moyens thérapeutiques et hygiéniques mis en usage pour les combattre. C'est dans ces cas divers que les bains de petit-lait ont très-bien réussi.

Il est, de plus, un autre genre d'affections très-graves, pour lesquelles plusieurs malades sont venus prendre à Allevard les bains de petit-lait, et dont j'ai recueilli avec le plus grand soin les observations. Ce sont diverses maladies du cœur.

Avant de parler de ces affections, de leur traitement, il est utile de décrire la composition chimique du petit-lait, afin que l'on puisse facilement comprendre l'action que ce liquide peut avoir sur l'économie.

Le petit-lait, préparé dans les chalets des environs d'Allevard, et tel qu'il nous arrive à l'établissement thermal, est un liquide d'une couleur jaune verdâtre, onctueux au toucher et d'une odeur douce. Il est composé d'eau, de caséum en quantité variable, de sucre de lait, d'acide lactique, de chlorure potassique, sodique; de lactates potassique, sodique et calcique; de phosphates potassique, sodique; de matières extractiformes, semblables à celles de la viande.

Cette composition complexe fait de ces principes un moyen très-utile, et dont l'absorption, qui a lieu pendant la durée du bain, doit nécessairement exercer sur l'organisme une influence indiquée par l'action de ces différents sels.

Ayant remarqué que, chez la plupart des malades, alors qu'ils étaient plongés dans le bain de petit-lait, le pouls s'abaissait d'une manière très-notable, au point de ne donner quelquefois que trente-quatre pulsations, j'observais avec soin l'état de la circulation chez tous les malades.

La température ordinaire à laquelle je prescris les bains de petit-lait varie de 25 à 30 degrés centigrades. Cette différence de température est sans influence sur la circulation, puisque j'ai vu des malades qui, bien que prenant des bains à 30 degrés, présentaient un plus grand abaissement dans les battements du pouls, que d'autres qui ne les prenaient qu'à 25 ou 26 degrés.

Les observations que j'ai recueillies sur 217 malades qui ont fait usage des bains de petit-lait pendant les années 1849, 1850 et 1851, m'ont donné les résultats suivants :

Chez	69	malades,	le nombre	des pulsations	s'est abaissé	à 34.
Chez	93	—	—	—	—	à 38.
Chez	31	—	—	—	—	à 42.
Chez	24	—	—	—	—	à 45.
Total.	217					

Chez les 69 premiers malades, les affections se divisaient ainsi :

Hystérie	18
Gastro-entéralgie	11
Névroses non localisées	17
Névroses du cœur	8
Total	69

Chez les 93 suivants, les affections consistaient :

Gastralgie	12
Gastro-entéralgie	21
Névralgies diverses	26
Gastro-entérique chronique	17
Névrose du cœur	10
Hypertrophie du cœur	4
Anévrisme des cavités du cœur	3
Total	93

Pour les 31 malades dont le pouls tombait à 42 pulsations, j'ai constaté :

Névralgies diverses	12
Entéralgie	9
Névroses de l'utérus	10
Total	31

Chez 24 malades :

Gastralgie	5
Gastro-entérite chronique	7
Myélite chronique	6
Névralgies diverses	4
Eczema rubrum	2
Total	24

C'est évidemment à l'acide lactique que l'on doit en partie attribuer cette sédation dans la circulation; mais lorsqu'il s'agit d'évaluer les propriétés thérapeutiques d'un médicament, c'est d'après ses effets sur l'économie qu'il faut raisonner, plutôt que d'après les notions chimiques obtenues sur sa composition. Cependant, ces notions chimiques sont toujours utiles, et j'ai cru devoir m'en servir, à propos de la composition du petit-lait, pour chercher à comprendre son action sur la circulation.

Parmi les maladies du cœur, compliquées de palpitations, et les cas les plus nombreux pour lesquels les malades sont venus prendre les bains de petit-lait, je dois citer les palpitations nerveuses du cœur, si bien décrites par MM. Bouillaud et Andral, et qui sont caractérisées par des mouvements tumultueux, forts et répétés du cœur, chez les individus qui ne sont atteints d'aucune lésion matérielle appréciable de cet organe. Chez certains sujets, elles ne sont que passagères et de courte durée, tandis que chez d'autres, elles persistent pendant un temps quelquefois fort long.

Les bruits du cœur auxquels elles donnent lieu augmentent pendant leur durée. Ils sont entendus même à distance, et les mouvements qu'elles produisent sont sentis par les malades. Ces palpitations s'accompagnent fréquemment d'un léger bruit de souffle, qui cesse dès qu'elles s'arrêtent. Les malades qui en sont atteints éprouvent, pendant qu'elles se manifestent, un sentiment de malaise et d'anxiété à la région précordiale très-intense, accompagné parfois de tendance à la syncope.

Cette maladie est plus fréquente chez les individus à tempérament nerveux, qui ont une véritable prédisposition aux diverses affections nerveuses. Toutes les sensations vives de l'âme peuvent les déterminer : telles sont la tristesse, la mélancolie, les chagrins, les travaux intellectuels prolongés, les veilles, les excès vénériens, les passions vives, et surtout la masturbation chez les jeunes sujets.

Ces palpitations s'observent souvent chez les femmes hystériques, chez les individus affectés d'hypocondrie, chez les jeunes filles, à l'époque de la puberté, et chez les femmes mariées, à l'âge critique, alors qu'un grand nombre de causes se trouvent réunies pour amener un trouble dans l'action normale du système nerveux. On les remarque très-fréquemment chez les individus anémiques et chlorotiques, soit que ces états morbides apparaissent après d'abondantes hémorragies, ou qu'ils dépendent de quelques lésions organiques qui s'opposent à une bonne hématose.

De même que la plupart des maladies nerveuses,

ces palpitations sont intermittentes, irrégulières et rarement continues. Leur diagnostic est quelquefois difficile, et souvent on les a confondues avec des palpitations dépendantes d'affections organiques du cœur, dont elles peuvent produire les mêmes phénomènes généraux et locaux. Dans l'état de repos du cœur, leur diagnostic est également peu facile ; car, de ce que le malade paraît être en pleine santé, lorsqu'elles ont cessé, on ne peut pas en conclure que ces palpitations sont purement nerveuses, puisque souvent, dans le début d'une lésion organique du cœur, les symptômes qui surviennent et la caractérisent peuvent être suspendus pendant un certain temps, et que, dans les palpitations uniquement nerveuses, dans les intervalles de repos, les battements du cœur peuvent présenter quelque irrégularité ou être accompagnés d'un bruit de souffle souvent indépendant de toute lésion organique.

Les malades qui en sont atteints conservent souvent une dyspnée plus ou moins intense, que l'on remarque plus fréquemment chez les jeunes sujets disposés aux congestions pulmonaires. Cet ensemble de symptômes est semblable à ceux qui surviennent dans le début de plusieurs maladies organiques du cœur, et ces battements irréguliers, tumultueux du cœur tendent à modifier sa nutrition, et les palpitations, qui, dans le principe, existent sans lésion organique, peuvent être le point de départ de celle-ci.

Le moyen le plus certain pour reconnaître ces palpitations de celles qui accompagnent les lésions organiques, c'est de percuter, d'ausculter le cœur; ce qui permettra de s'assurer si les valvules fonctionnent bien ou mal, si les orifices sont sains, si les parois ont subi quelque modification ; car, dans les palpitations nerveuses, on peut toujours, même lorsqu'elles ont lieu, s'assurer, par un examen attentif, du volume du cœur et de la manière dont le sang circule dans ses divers orifices et cavités. D'ailleurs, dans les palpitations nerveuses, on ne remarque jamais de congestions veineuses, de coloration violacée au visage, d'hydropisies qui accompagnent les lésions des valvules, et différentes affections du cœur.

Par une exploration attentive, et comme l'a si bien dit M. Bouillaud, « grâce au progrès de la clinique exacte, on peut toujours aujourd'hui distinguer les unes des autres, les diverses palpitations désignées sous le nom de palpitations nerveuses, et celles qui accompagnent les grandes lésions organiques du cœur. Les cas dans lesquels il serait le plus facile de se tromper sont ceux où il existe à la fois des palpitations dépendantes d'une lésion organique du cœur, et des palpitations d'une nature nerveuse. Ces cas se présentent dans la pratique plus souvent qu'on ne serait tenté de le croire au premier abord. »

Tout ce qui vient d'être dit démontre que les palpitations peuvent coïncider avec un certain nombre d'états morbides généraux ou locaux, différents les uns des autres sous plusieurs rapports et qu'il est très-important de bien déterminer, si l'on veut leur opposer des moyens rationnels ; car les moyens thérapeutiques à employer contre les palpitations nerveuses, doivent varier suivant la nature d'où elles semblent dépendre.

Malgré toutes ces précautions, il arrive souvent que

ces battements nerveux résistent aux moyens qu'on leur oppose, et c'est pour cette raison que plusieurs malades ont été envoyés à Allevard pour y prendre les bains de petit-lait, si utiles contre les affections nerveuses en général, et qui, dans tous les cas de ces névroses du cœur, ont procuré des résultats les plus heureux.

Dans un grand nombre de chloroses accompagnées de ces palpitations, les malades qui en étaient atteintes ont trouvé à Allevard toutes les conditions voulues pour y guérir : les bains de petit-lait, la boisson de l'eau ferrugineuse et manganésifère dont la source vient d'être annexée à l'établissement sulfureux, les toniques, un bon régime, l'air pur de cette belle vallée des Alpes, la vue des sites pittoresques des gorges si variées, des glaciers des environs, un exercice modéré sur les montagnes. Tous ces moyens réunis forment la base d'un traitement auquel ne sauraient résister ces états chlorotiques, et de nombreuses jeunes filles leur ont dû le retour de la santé.

Des malades affectés de palpitations nerveuses qui ne reconnaissaient pas pour cause la chlorose, ont également trouvé la guérison par l'usage de ces bains de petit-lait, et il en est de même de plusieurs malades atteints de palpitations dues à des lésions organiques du cœur, ainsi que le démontrent les diverses observations ci-jointes et que j'ai choisies parmi celles que j'ai recueillies et que je crois les plus propres à faire bien apprécier l'action des bains de petit-lait.

Palpitations nerveuses proprement dites.

PREMIÈRE OBSERVATION.

Mme G., de Lyon, m'est adressée, le 16 juillet 1851, par M. le docteur Vacher, avec la lettre suivante de cet honorable confrère : « Mme G., âgée de 41 ans, d'un tempérament nerveux, d'une constitution affaiblie, s'est aperçue, depuis quelques années, de quelques palpitations légères, d'un certain malaise du côté du cœur. Les craintes et les émotions que lui ont causées les nombreux événements qui se sont accomplis depuis février 1848, d'autres contrariétés ou chagrins éprouvés depuis, quoique supportés avec résignation, ont paru augmenter sensiblement cet état; si bien qu'au mois de mai 1849, Mme G. fut tout à fait malade, obligée de s'aliter. Il y avait alors de nombreuses intermittences, un bruit de souffle continuel, de la dyspnée, impossibilité de monter une rampe sans éprouver de violentes palpitations. La malade fut soumise à un traitement rationnel : les préparations de digitale sous toutes les formes, les vésicatoires sur la région précordiale, etc. Au bout de six semaines, la malade alla beaucoup mieux. Elle fit à cette époque un voyage d'agrément, où elle se fatigua beaucoup; à son retour, les palpitations et les intermittences reparurent. Elles cédèrent de nouveau à un traitement moins énergique que le premier, mais ce ne fut pas pour longtemps. Elles ont reparu depuis, plus opiniâtres et plus tenaces que jamais, sans cependant que la maladie ait repris de suite le caractère de gravité qu'elle avait en mai 1849. Après de nombreux traitements qui n'ont fait que soulager plus ou moins, la malade en est arrivée aujourd'hui à être tellement habituée aux remèdes, que leur action sur elle est à peu près complétement nulle; les préparations de digitale, par exemple, sont dans ce cas.

» Les choses en étant là, nous avons alors songé à prendre conseil de quelques confrères, M. de Polinière, entre autres. J'ai proposé les bains de petit-lait, me fondant sur ce que la maladie reconnaît pour cause une perturbation du système nerveux. M. de Polinière a partagé mon opinion, et il lui a semblé, comme à moi, que le traitement le plus rationnel était l'usage des bains de petit-lait. C'est d'après ces idées que nous avons engagé la malade à se rendre à Allevard. »

Tel est l'état de Mme G. à son arrivée à Allevard. Je lui prescris le traitement suivant :

Prendre tous les matins un bain de petit-lait à 26 degrés centigrades, d'une heure et demie le 1er jour, de deux heures le 2e, de deux heures et demie le 3e, de trois heures le 4e, de trois heures et demie le 5e ; repos le sixième.

Le soir de son arrivée, Mme G., à la suite de la fatigue du voyage, a des palpitations très-fortes ; le pouls donne 128 pulsations.

Le lendemain, avant d'entrer dans son bain, le pouls donne 72 pulsations ; une demi-heure après, il ne donne plus que 46 pulsations ; après une heure, il s'est abaissé à 42 et se maintient à ce chiffre. La nuit suivante a été plus calme. En entrant dans le second bain, le pouls est à 68 pulsations ; une demi-heure après, il est à 44, et, en sortant, il n'en donne que 40. Le soir, Mme G. est prise de palpitations qui n'ont duré que 25 minutes. Il y avait alors 90 battements. Pendant leur durée, la malade est moins fatiguée que d'habitude, et le bruit de souffle moins prononcé. En entrant au troisième bain, le pouls donne 63 pulsations ; au bout d'une heure, 42, et, en sortant, il n'est qu'à 37. Dans le jour, Mme G. a deux crises peu longues et moins fortes ; cependant la nuit a été agitée, et elle a eu d'assez fortes palpitations qu'elle attribue à une digestion difficile.

Le 4e jour, le pouls présente les mêmes caractères que ceux qu'il avait la veille. La nuit et la journée ont été meilleures.

Le 5e jour, la malade, en se déshabillant pour se mettre au bain, éprouve de légères palpitations qui cessent après un quart d'heure de séjour dans le bain. Pendant la crise, le pouls battait 96 fois. Une demi-heure après, il ne donnait plus que 42 pulsations, et, en sortant du bain, qui a été de trois heures de durée, il n'y en avait plus que 36.

Repos le 6e jour. Pendant la journée, le pouls est calme. Le 7e jour, la durée du bain est de trois heures et demie. Le pouls descend à 35 pulsations. Mme G. a repris de l'appétit, du sommeil, et la gaîté est revenue. Elle fait tous les jours une promenade de plusieurs heures, soit à pied, en voiture ou sur un âne.

Le 8e jour se passe sans souffrance. Les 9e, 10e, 11e et 12e sont très-calmes. Elle continue de prendre ses bains de quatre heures de durée. Dans la nuit et dans le jour, le pouls ne s'élève jamais au-dessus de 58 pulsations.

Le 13e jour, elle reçoit une lettre qui devait fortement l'impressionner, et c'est à peine si cette émotion accélère un peu la circulation. A dater de ce jour jusqu'au 23e, époque à laquelle apparurent les règles, elle prit tous les jours un bain. Les règles arrivèrent sans douleur, le flux fut abondant et la malade n'éprouva pas la moindre trace de battements de cœur. Elle fait un voyage de plaisir à la Grande-Chartreuse, distante d'Allevard de quelques heures seulement. Ce voyage d'agrément ne l'a pas fatiguée.

Elle recommence son traitement après six jours d'interruption, et, après avoir pris 27 bains de petit-lait, elle quitte l'établissement, très-contente d'y avoir trouvé un aussi grand soulagement, et la gaîté en même temps que le sommeil et l'appétit.

Sept mois après, ayant vu son mari, il m'a assuré que sa femme avait passé un très-bon hiver, et qu'elle n'attendait que le mois de juin pour reprendre encore des bains de petit-lait.

DEUXIÈME OBSERVATION.

M. P., âgé de 35 ans, demeurant à Nîmes, m'est adressé, le 25 juin 1851, par M. le docteur Imbert, de Lyon. Ce jeune homme, d'un tempérament nerveux, d'une constitution faible, a eu de nombreux revers de fortune, par suite de procès. Pendant quatre années consécutives, il a éprouvé une série d'émotions très-pénibles. Depuis trois années, il a été pris de douleurs vives à la région précordiale, qu'il compare à des élancements se faisant sentir en avant et en arrière de cette région. Il ne peut rester couché sur le côté gauche sans éprouver de suite des palpitations très-fortes, et qui, lorsqu'elles se prolongent déterminent une dyspnée très-intense qui amène quelquefois la syncope. Il a perdu le sommeil et l'appétit. Depuis six mois, il a considérablement maigri. Il suffit de très-peu de chose pour réveiller ses palpitations, qui s'accompagnent d'un bruit de soufflet assez fort.

L'auscultation et la percussion ne dénotent rien d'anormal dans les bruits du cœur, dans les cavités et les orifices, lorsqu'il est calme. Le cœur n'a pas augmenté de volume. Le côté de la poitrine ne présente aucune voussure. L'intermittence, si marquée pendant que les palpitations ont lieu, cesse complétement lorsque l'organe est au repos. La main appliquée sur la région précordiale ne sent aucun froissement cataire. Le bruit de soufflet que l'on entend existe sans rétrécissement des orifices : il est dû, je crois, à la rapidité convulsive du passage du sang contenu dans les ventricules, lors des palpitations précipitées du cœur.

Tel est l'état de ce jeune homme à son arrivée à Allevard. Le nombre des pulsations, lorsqu'il a ses palpitations, s'élève jusqu'à 118, et à l'état de calme, le pouls en donne encore 76. Outre ses palpitations, le malade éprouve de temps en temps des douleurs névralgiques à la région cervicale droite.

Je prescris l'usage des bains de petit-lait de la manière suivante :

Le 1er jour, bain d'une heure et demie, à 26 degrés centigrades. Dès la première heure, le nombre des battements s'abaisse à 56, et, en sortant du bain, il n'y en a plus que 52.

Le 2e jour, bain de deux heures ; le pouls ne donne plus que 52, et, en sortant, je n'en compte que 40. Le sommeil est plus calme, les palpitations ont une durée un peu moins longue ; pendant qu'elles ont lieu, le pouls ne dépasse pas 100 pulsations.

Le 3e jour, bain de deux heures et demie. Au milieu du bain, le pouls ne donne que 50, et à la fin 37 pulsations. Le malade éprouve un bien-être réel, pendant qu'il est dans le bain. Dans la journée, il fait une promenade de deux heures. Il a un peu plus d'appétit. Dans la nuit, il a eu deux fois des palpitations sans dyspnée ni disposition à la syncope.

Le 4e jour, même traitement, même état.

Le 5e jour, même traitement. Le malade se sent décidément mieux. Il respire plus librement en se promenant. Il peut monter les escaliers sans avoir de battements de cœur aussi violents, et il est moins impressionnable.

Le 6e jour, même état. Le soir, son pouls ne donne que 61 pulsations.

Le 7e jour, repos.

Le 8e jour, bain de quatre heures. En entrant au bain, le pouls offre 63 battements ; ils ne sont plus que de 35, après trois heures de bain. Durant la journée, il n'a qu'une fois des palpitations, et, pendant leur durée, il me fait appeler. Je ne constate alors que 76 pulsations ; elles n'ont duré que 28 minutes. Il a de l'appétit et un sommeil plus long et plus calme.

Les 9e, 10e, 11e, 12e, 13e, 14e et 15e jours, même traitement, c'est-à-dire bains de quatre heures de durée. Le pouls s'abaisse toujours jusqu'à 36 pulsations, et, dans la journée, il ne s'élève jamais à plus de 60. Le malade reprend de la gaîté et regrette de n'avoir pas été envoyé plus tôt ici, au lieu d'avoir pris, pendant trois ans, tant de préparations antispasmodiques et de digitale.

Il se repose les 16e et 17e jours. Il profite de ces deux journées pour faire de longues promenades à cheval, sur les montagnes, sans en éprouver de grandes fatigues.

Il n'a eu que de très-courtes et légères palpitations.

Il continue son traitement pendant encore quinze jours, en prenant seulement des bains de trois heures. Dans le milieu du bain, le pouls descend toujours à 36 pulsations, et ce n'est que trois heures après que le pouls remonte insensiblement à 60. Le sommeil est revenu, l'appétit est bon, l'embonpoint renaît, ainsi que la gaîté. Depuis que ce malade recouvre la santé, il oublie ses chagrins passés, heureux, dit-il, de ne plus éprouver les cruelles angoisses auxquelles il était en proie.

Le malade m'a écrit, au mois de mars, qu'il allait beaucoup mieux, et qu'il viendrait achever sa guérison dans le courant de la saison des eaux.

TROISIÈME OBSERVATION.

Hypertrophie pure et simple du cœur, sans lésion des valvules.

Mme S..., de Paris, nous est envoyée pour prendre les bains de petit-lait, afin de combattre une chorée qui date de plusieurs années et qui a résisté à de longs traitements. Cette affection nerveuse existe à la région droite du cœur, qui éprouve continuellement des mouvements désordonnés. Après avoir longuement interrogé cette dame, je constate les phénomènes suivants :

Cette dame, âgée de 37 ans, d'un tempérament sanguin, d'une constitution forte, a eu, à la suite d'une fausse couche, il y a quatre années, une suppression menstruelle qui a duré cinq mois. C'est alors que les premiers symptômes de la chorée se sont manifestés. C'est aussi à cette époque qu'elle s'est aperçue que les battements du cœur devenaient plus violents. La chorée a été vainement combattue par les bains de mer, les antispasmodiques, les bains hydrothérapiques. Les mouvements convulsifs sont presque incessants et la fatiguent beaucoup ; ils ne cessent que couchée; aussi est-elle obligée de rester alitée. Elle se plaint aussi de battements de cœur. L'examen de cet organe présente les phénomènes suivants :

La malade a le teint animé, l'œil brillant, une tendance aux épistaxis, et la peau présente une chaleur plus élevée qu'à l'état normal. La circulation veineuse s'opère librement. Elle n'a jamais eu de congestions passives, soit de sang ou de sérosité, dans les différents organes et dans les cavités séreuses. La respiration n'est pas sensiblement gênée.

Les battements du cœur se font principalement sentir dans la région des cartilages des 5e et 6e côtes. Le pouls est fort, tendu, vibrant, et il se manifeste, à des intervalles plus ou moins éloignés, des bouffées de chaleur vers la tête, des étourdissements et des saignements au nez. En appliquant la main sur le cœur, on sent un frémissement vibratoire ou cataire léger. La percussion pratiquée sur cette région et à gauche donne un son mat. La région précordiale elle-même rend un son clair partout ailleurs. Les bruits qui accompagnent les battements du cœur sont un peu forts et concentrés, surtout ceux du ventricule gauche.

Je reconnus avec évidence que cette dame était atteinte d'une hypertrophie simple du ventricule gauche. Le pouls radial fournit 64 pulsations. Je la mis à l'usage des bains de petit-lait. De même que chez les malades précédents, pendant la durée des bains, les battements du cœur se ralentissent et s'abaissent au chiffre de 37. Après dix jours de traitement pendant lesquels la durée des bains est portée à quatre heures, la malade sent que le sang se porte moins à la tête; les épistaxis sont moins fréquents, et le pouls me paraît moins dur. La chorée diminue d'intensité. Après vingt jours de traitement, le cœur semble avoir diminué de volume, et le pouls est moins fort, moins vibrant. Le visage est moins animé, et la malade n'a plus d'épistaxis. Tous les symptômes de chorée et de la maladie du cœur paraissent finis au 33e jour de traitement.

QUATRIÈME OBSERVATION.

M. le comte de L., des environs de Montbrison, âgé de 46 ans, d'un tempérament sanguin, d'une constitution forte, est atteint de palpitations depuis plusieurs années. Dans le principe, il a éprouvé des palpitations passagères et de l'essoufflement, surtout lorsqu'il marchait ou qu'il montait un escalier, qu'il s'animait et parlait longtemps. Depuis lors, ces symptômes ont augmenté progressivement. Il a maintenant les lèvres et les pommettes injectées. Il se fatigue promptement, s'enrhume facilement, et accuse parfois une sensation pénible à la région du cœur. Depuis deux ans, les palpitations deviennent presque habituelles; les battements du cœur sont plus manifestes, et on peut les apprécier, soit par la vue, soit par l'auscultation et la percussion, dans une étendue assez considérable. Le pouls présente des modifications analogues à celles des battements du cœur; les veines sont distendues, et le système capillaire est injecté, surtout à la face. Il éprouve fréquemment des éblouissements, des vertiges; il dort mal, s'éveille en sursaut, tourmenté par des rêves pénibles.

En examinant la région précordiale, on voit que les battements du cœur soulèvent avec assez de force les côtes. La percussion me démontre que la matité dépasse de 4 centimètres celle que l'on obtient dans l'état normal. En frappant d'un coup sec et retenu les parois thoraciques précordiales, la pulpe des doigts ressent une certaine résistance, due au plus grand volume du cœur.

L'auscultation fait entendre que les bruits du cœur sont plus forts, sourds et étouffés. Dans le moment où les palpitations se font sentir, on entend un bruit de soufflet quelquefois assez intense.

L'hypertrophie me paraît exister au ventricule droit, puisque la respiration est très-gênée, et que, chez ce malade, la dyspnée et l'étouffement, au moindre mouvement un peu précipité, se convertissent parfois en véritable accès de suffocation, que les jugulaires offrent des battements et que la face est fortement injectée.

Je prescris à ce malade, matin et soir, un bain de petit-lait, de deux heures de durée.

Dès le second jour, le pouls devient moins dur : après une heure de séjour dans le bain, il tombe à 44 pulsations. Les battements du cœur sont moins forts, et le visage est moins injecté.

Le quatrième jour du traitement, pendant le bain, le pouls tombe à 37 pulsations, et le malade se sent mieux. Dans la journée, il n'a pas eu de dyspnée, et le sommeil est moins agité. Le malade a beaucoup uriné dans la journée et dans le bain. Il continue de prendre ses bains du soir et du matin, de trois heures de durée chacun.

Le septième jour, en entrant au bain, le pouls présentait 65 pulsations. Après deux heures, il n'était plus qu'à 35. Les palpitations diminuent de fréquence et de durée. La gêne de la respiration est moins forte, le sommeil plus calme; le malade marche plus facilement, et la face est beaucoup moins injectée. Les éblouissements ont notablement diminué. Le malade va sensiblement mieux.

Il continue son traitement pendant vingt-trois jours, et la maladie va toujours en diminuant. Les bruits du cœur sont moins sourds, et les battements plus calmes. Il peut se promener à pied pendant une heure, monter les escaliers sans être essoufflé. La respiration est plus facile, le sommeil est calme et le visage moins coloré. Après trente-trois jours, il quitte l'établissement, très-notablement soulagé. Avant sont départ, je trouve que la région précordiale n'est plus agitée, que la matité a diminué de plus de 2 centimètres, et que les bruits du cœur sont plus réguliers.

J'ai su, depuis, que ce malade allait toujours mieux.

CINQUIÈME OBSERVATION.

D'une jeune fille chlorotique, affectée de palpitations fréquentes qui ont résisté à différents traitements.

Mademoiselle V., âgée de 18 ans, d'un tempérament lymphatique, d'une constitution faible, présente depuis deux ans tous les symptômes d'une chlorose prononcée, accompagnée de palpitations et d'un bruit de soufflet.

La peau du visage est d'un blanc jaunâtre. La pâleur est surtout très-marquée sur la muqueuse des lèvres, l'orifice des narines et des paupières; les yeux sont cernés, la conjonctive est d'un blanc bleuâtre. La malade est indolente, le moindre exercice lui est pénible; elle a des maux de tête très-violents, fixés principalement à la région temporale droite, et offrant des caractères d'intermittence. Le pouls est petit, accéléré; les battements du cœur sont irréguliers, confus et faibles, et s'entendent dans une grande étendue de la poitrine. Le bruit de soufflet se fait entendre pendant les palpitations. Sous l'influence du moindre exercice, son cœur bat avec violence, et à l'auscultation on entend les battements dans une grande étendue, parfois même ils repoussent assez fortement l'oreille. On entend dans les artères principales presque constamment un bruit de soufflet, de ronflement; la respiration est souvent gênée.

L'appétit et la digestion sont troublés; elle n'a d'appétit que pour les mets les plus sapides, tels que les acides, etc. Elle est constipée, et les urines sont très-décolorées. La menstruation est très-faible, le sang excrété est en petite quantité, séreux et pâle. Cette menstruation incomplète, loin de la soulager, aggrave ses souffrances. Elle a des pertes blanches. L'auscultation de la poitrine, la percussion, ne dénotent rien de remarquable dans les poumons, qui paraissent sains.

Cette jeune personne, qui appartient à une famille riche, a subi de nombreux traitements. Les ferrugineux sous toutes les formes, les antispasmodiques, les bains de mer à Cette, ont été mis en usage. Elle a eu des moments où sa santé paraissait revenir, et, malgré ces moyens rationnels, depuis six mois, sa maladie paraît s'aggraver; et, d'après les conseils d'un professeur de la Faculté de Montpellier, elle est venue à Allevard pour y prendre à la fois des bains de petit-lait, boire de l'eau ferrugineuse, et terminer son traitement par des douches sulfureuses.

Le 4 juillet 1850, je prescris à cette jeune malade de boire tous les matins trois verrées d'eau ferrugineuse, de prendre un bain de petit-lait de deux heures, et le soir, à quatre heures; de boire également deux autres verrées d'eau ferrugineuse; de faire tous les jours un exercice modéré, sur un âne, dans les montagnes, et une nourriture tonique, avec du vin de Bordeaux. Après six jours de ce traitement, la malade se sent mieux : les palpitations sont moins fréquentes et moins fortes, les bruits artériels moins prononcés; le pouls s'abaisse à 34 pulsations dans le bain. Elle suit le même traitement pendant 20 jours, après lesquels les forces reviennent; l'appétit est plus prononcé, le sommeil plus calme; la respiration est moins gênée, et elle peut se promener à pied sans être fatiguée. Elle prend, matin et soir, depuis son arrivée, une douche vaginale d'eau sulfureuse, de vingt minutes de durée. Les pertes ont cessé sous l'influence de ce moyen, et l'état de sa santé s'améliore sensiblement.

Le vingt-septième jour, elle prend ses règles, qui sont un peu plus colorées et plus abondantes. Elle n'éprouve plus les mêmes souffrances que celles qu'elle avait à pareille époque.

Le visage est plus coloré, les gencives sont moins pâles, les bruits artériels ont diminué de moitié, les palpitations ont cessé et les forces ont plus que doublé.

Le vingt-neuvième jour, je prescris une douche sulfureuse à 34° sur tout le corps et en affusions sur le rachis. Elle continue à les prendre pendant cinq jours. Ces douches réveillent l'organisme sans rappeler les palpitations, et l'appétit augmente, et la jeune personne peut se promener, monter les escaliers sans être trop fatiguée. Elle continue encore son traitement pendant six jours, et quitte l'établissement dans de bonnes conditions.

Il me serait facile de citer d'autres observations pour prouver l'heureuse action du petit-lait sur les mouvements du cœur, comme moyen de sédation.

Je m'empresserai de recueillir avec soin les observations qui se présenteront dans le cours de cette année, afin de démontrer que le petit-lait doit être considéré comme un puissant moyen à opposer aux affections nerveuses du cœur, et même dans quelques-unes de ses lésions organiques.

TABLE DES MATIÈRES.

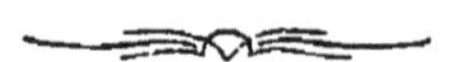

Partie médicale.

www.ingramcontent.com/pod-product-compliance
Ingram Content Group UK Ltd.
Pitfield, Milton Keynes, MK11 3LW, UK
UKHW020326230726
13925UKWH00002B/653